Antwoordenboek

HOEFBEVANGENHEID

Meer dan 200 vragen beantwoord

Remco Sikkel

© Eerste druk 2020, Remco Sikkel
ISBN 978-94-93034-06-8

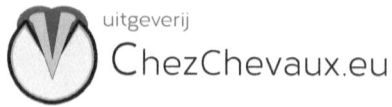

uitgeverij
ChezChevaux.eu

hoefbevangen.info	facebook.com /remcosikkel	instagram.com /remco_sikkel

Van dezelfde auteur:

- Hoefbevangenheid : begrijpen, genezen, voorkomen
  (ISBN 978-90-825191-9-8)
- Hoefkatrolontsteking : begrijpen, behandelen, voorkomen
  (ISBN 978-9-49-303402-0)
- Het PPID-boek (ISBN 978-94-93034-13-6)
- In liefde loslaten : de laatste reis van je paard
  (ISBN 978-94-93034-22-8)

De informatie in dit boek en op de bijbehorende website is nooit bedoeld als vervanging van de diagnose, de behandeling of het advies van je dierenarts, hoefverzorger, voedingsdeskundige of andere behandelaar of adviseur. Het geeft alleen een beperkt overzicht van de gangbare theorieën, diagnostische en behandel-methoden met betrekking tot hoefbevangenheid. Raadpleeg bij gezondheidsproblemen altijd een dierenarts. Noch de auteur, noch de uitgever kunnen verantwoordelijk worden gehouden voor schade die voortvloeit uit gebruik van de informatie in dit boek, op de website of op de socialemedia-accounts.

INHOUDSOPGAAF

OORZAKEN

DIAGNOSE

BEHANDELING

VOEDING

HUISVESTING EN BEWEGING

HOEFVERZORGING

EN IKZELF?

VOORWOORD

Je paard, pony of ezel is hoefbevangen. Het is de eerste keer dat dit gebeurt en je schrikt je rot. Of het is al de zoveelste keer en je wordt nu wanhopig. Gelukkig zijn er internetsites boordevol informatie over deze nare ziekte. Facebook puilt uit van het goede advies. Maar nadat je dagenlang achter het scherm van je computer hebt doorgebracht, duizelt het je voor je ogen. Er zijn zó veel verschillende ideeën, meningen en adviezen, dat je door de bomen het bos niet meer ziet. Je wilt nu gewoon duidelijke antwoorden hebben op je vragen. Vragen zoals 'Moet ik hooi weken? Hoe doe ik dat?' en 'Kan een vaccinatie of wormenkuur de oorzaak zijn?' Je wilt weten of je nou wel of juist geen wilgentakken aan je paard kunt geven. En hoe zit het nou met therapeutische hoefijzers of hoefschoenen?

Dit boek geeft glasheldere, praktische antwoorden op meer dan 200 vragen over hoefbevangenheid. Vragen die elke keer weer in allerlei facebookgroepen opduiken. Antwoorden waar je wat aan hebt. Dit boek gaat jou en je paard helpen.

DE HOEF

WAT IS EEN PAARDENHOEF?

Vierenvijftig miljoen jaar geleden had de oudste voorloper van het moderne paard vijf tenen aan elk van zijn voeten. Deze Eohippus werd in de evolutie opgevolgd door paarden met steeds minder tenen. De griffelbeentjes die we bij het hedendaagse paard nog vinden, zijn overblijfselen van de 'oude' tenen. De Equus Caballus, ons huidige paard, ontstond vanaf een miljoen jaar geleden. Hij heeft nog maar één teen aan elk been: de hoef. De hoeven dragen het volle lichaamsgewicht van het paardenlichaam. Het paard valt onder de groep 'hoefgangers'.

WAAROM IS DE GEZONDHEID VAN DE HOEVEN ZO BELANGRIJK?

De hoefsmid en anatoom Jeremiah Bridges publiceerde halverwege de 18e eeuw een boek met de legendarische titel: 'No foot, no horse' (geen hoef, geen paard). Dat we het in het vorige antwoord hadden over paarden die meer dan 50 miljoen jaar geleden leefden, betekent dat zij met succes geëvolueerd zijn. Dit hebben zij voor een groot deel te danken aan hun hoeven. Hoefgangers kunnen goed afzetten op harde bodems. Hierdoor kunnen ze hard wegrennen als er gevaar dreigt. De harde hoefwand beschermt de kwetsbare binnenkant van de hoef bovendien erg goed. Een wild paard met gezonde, sterke hoeven heeft grotere kans om te overleven en zich voort te planten dan een paard met slechte hoeven.

Voor gedomesticeerde paarden (huispaarden) zijn gezonde hoeven ook onmisbaar. Je wilt niet dat je paard ongemak, pijn of zelfs kreupelheid ervaart. In een gezonde hoef zijn alle anatomische onderdelen goed ontwikkeld en op elkaar afgestemd. Het hoefmechanisme (zie p. 16) functioneert optimaal. Hierdoor is de hele hoef goed doorbloed. De gezonde hoef werkt als een krachtige schokdemper. Een paard met gezonde hoeven zal een dreigende hoefbevangenheid beter kunnen opvangen.

WAT MOET IK WETEN VAN HOE DE HOEF IN ELKAAR ZIT OM DIT BOEK TE SNAPPEN?

Als we vanaf de buitenkant naar de hoef kijken, zien we de hoefcapsule. Deze zit als een schoen om de zogenaamde interne voet heen. Daarom wordt hij ook hoornschoen genoemd. De hoefcapsule wordt gevormd door de hoefwand, de witte lijn, de zool, de straal en de hoefballen. De interne voet bestaat uit botten, pezen en peesbanden, kraakbeen, bindweefsel, huid, bloedvaten en zenuwen.

Het hoefbeen is het onderste bot in de hoefcapsule. Samen met het kroon-been en het straalbeen vormt hij het hoefgewricht. Over het straalbeen loopt de diepe buigpees. Deze zit aan de onderkant van het hoefbeen vast. Aan de andere kant is hij verbonden met de diepe buigspier. De trekkracht van de buigspier wordt via de pees overgebracht op het hoefbeen. Het paard kan zo zijn been naar achteren buigen en afzetten. De strekpees zit aan de voorkant van het hoefbeen vast. Via deze pees trekt de strekspier de hoef naar voren.

Achterin de hoef vinden we het hoefkraakbeen. De bovenkant van het ach-terste deel is voelbaar waar het bij de kootholte boven de hoefwand uitkomt. Aan de onderkant gaat het over in het straalkussen. Dit is bindweefsel dat als een schokdemper tussen de zool en de straal aan de ene kant en de pezen, botten, gewrichten en het hoefkraakbeen aan de andere kant ligt.

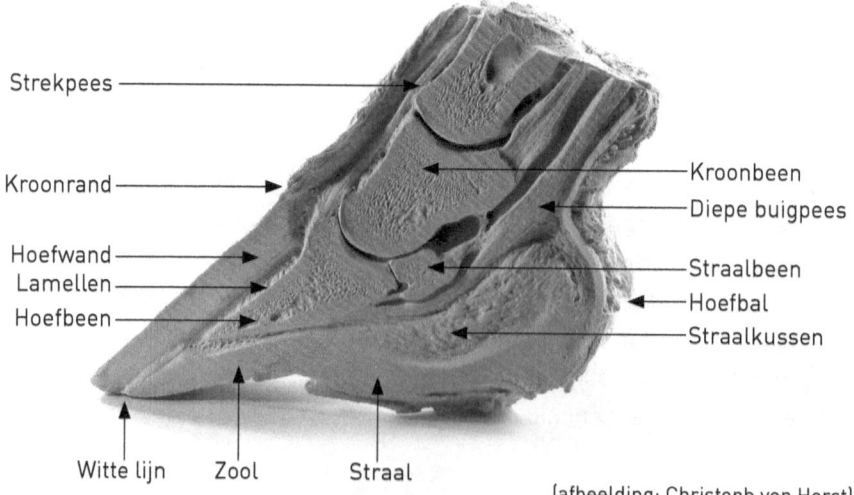

Strekpees

Kroonrand

Hoefwand
Lamellen
Hoefbeen

Kroonbeen
Diepe buigpees

Straalbeen
Hoefbal
Straalkussen

Witte lijn   Zool   Straal

(afbeelding: Christoph von Horst)

Onderop de hoef zien we de straal, de zool, de witte lijn en het deel van de hoefwand dat de grond raakt. De straal zorgt voor grip op de ondergrond en voor schokdemping. Hij speelt een belangrijke rol bij het hoefmechanisme (zie de volgende vraag). In het midden van de straal vinden we de middelste straalgroeve. Een gezonde middelste straalgroeve is breed en ondiep.
Het gebied tussen de straal en de hoefwand heet de zool. Het hoornweefsel van de zool is stevig en elastisch. Het geeft bescherming aan het hoefbeen. Een gezonde zool is een beetje hol. De holle vorm draagt bij aan het hoefmechanisme en daarmee aan een goede doorbloeding en schokdemping.
De hoefwand en zool zijn verbonden door de witte lijn. Ondanks zijn naam ziet deze er geelachtig uit. Een gezonde witte lijn is een à twee millimeter breed.

De hoefwand is een dikke hoornlaag die de kwetsbare weefsels binnenin de hoef beschermt en de hoef zijn stevigheid geeft. Hij is niet bedoeld om het volle gewicht van het paard te dragen. Het voorste deel van de hoefwand noemen we de teen. Vergelijken we de hoef met een klok, dan is de teen het deel tussen 10 en 2 uur. Het achterste deel van de hoefwand heet de hiel. Elke hoefwand heeft twee hielen. De hoefwand loopt vanaf de hielen in een bochtje terug de hoef in. Deze delen worden de steunsels genoemd. Ze liggen evenwijdig aan de straal. Tussen de steunsels en de straal liggen de zijdelingse straalgroeven. Waar de hielen overgaan in de kootholte vinden we de hoefballen.

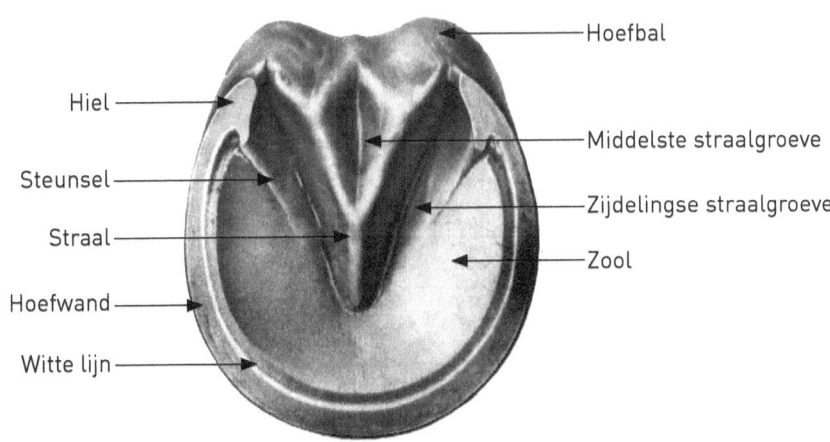

(afbeelding: W. Ellenberger)

DE LAMELLENVERBINDING

De hoefwand zit aan de interne voet vast met een slimme constructie:
de lamellenverbinding. Deze speelt een belangrijke rol bij hoefbevangenheid. Daarom zullen we hem hier goed bekijken. De hele interne voet
is bekleed met hoeflederhuid. Het deel van de hoeflederhuid dat om
het hoefbeen en het hoefkraakbeen zit, noemen we de wandlederhuid.
De wandlederhuid is bedekt met ongeveer 600 dunne strookjes huidweefsel:
de vleeslamellen. Aan de binnenkant van de hoefwand zitten evenzoveel
hoornlamellen. De vleeslamellen en de hoornlamellen grijpen als een soort
klittenband in elkaar. Ertussen ligt een flinterdun bindweefselvlies dat hen
aan elkaar hecht. Dit vlies heet het basale membraan. Op dit membraan
zitten eiwitten die voor de verbinding met de hoorncellen van de hoefwand
moeten zorgen. Deze heten hemidesmosomen. De lamellenverbinding
bestaat uit de twee soorten lamellen en het basale membraan samen.

WAT IS HOEFMECHANISME?

Hoefmechanisme is het beurtelings uitzetten en vernauwen van de hoef. Het
zorgt ervoor dat de hoef als een bloedpomp werkt, die het hart ondersteunt
bij de bloedcirculatie. Dit is belangrijk voor een bevangen hoef. Een goede
doorbloeding zorgt namelijk voor de aanvoer van zuurstofrijk bloed vol
voedingsstoffen, hormonen en enzymen en voor de afvoer van zuurstofarm
bloed en afvalstoffen. Hoe beter de doorbloeding van de hoef, hoe sneller
het herstel.

Het hoefmechanisme draagt bij aan een goede schokdemping. De beschadigde, zieke weefsels in de hoef hebben hier baat bij. Goed hoefmechanisme helpt een hoefbevangen paard zo goed te bewegen als in zijn situatie
mogelijk is. Beweging is belangrijk voor het herstel. Om het hoefmechanisme te bevorderen is een goede, regelmatige bekapping nodig, eventueel
hoefschoenen en een op de natuurlijke behoeften van het paard ingestelde
huisvesting en beweging.

WAT HET IS

WAT IS HOEFBEVANGENHEID?

Er bestaan veel verschillende definities van hoefbevangenheid. De klinische verschijnselen (waaraan je een ziekte kunt herkennen) en oorzaken maken vaak deel uit van die definities. Dat is verwarrend. We kunnen het beter zo simpel en feitelijk mogelijk houden. Over de klinische verschijnselen en oorzaken hebben we het later wel.

Een paard is hoefbevangen als de lamellenverbinding zó beschadigd raakt dat de vleeslamellen en de hoornlamellen niet langer bij elkaar gehouden worden. De verbinding tussen de hoefwand en het hoefbeen verbreekt. Het hoefbeen begint zich nu te verplaatsen in de hoefcapsule.

In het vorige hoofdstuk vergeleken we de lamellenverbinding met klittenband. Nu weet je waarom er een stuk loskomend klittenband op de omslag van dit boek staat.

WAT IS HET VERSCHIL TUSSEN EEN SYMPTOOM EN EEN KLINISCH VERSCHIJNSEL?

Een klinisch verschijnsel is objectief vast te stellen, terwijl een symptoom een subjectieve ervaring is van de patiënt. Omdat paarden ons niet kunnen vertellen hoe zij hun ziekte ervaren, spreken we in dit boek alleen over klinische verschijnselen. Klinische verschijnselen zijn meetbaar (bijvoorbeeld koorts, een verhoogde hartslag, een versnelde ademhaling) of zichtbaar (bijvoorbeeld zweten, standafwijkingen, verbrede witte lijn, hoefbeenkanteling op röntgenfoto).

IS HOEFBEVANGENHEID EEN HOEFZIEKTE?

Al zou je door de benaming anders denken en ook al zien we de duidelijkste eigenschappen vooral in de hoeven: hoefbevangenheid is geen hoefziekte. Je zou zelfs kunnen zeggen dat de hoefbevangenheid zelf niet eens echt een ziekte is, maar een teken dat er ergens anders in het paardenlichaam iets mis is. Onder andere de darmen, bloedvaten en hormoonklieren zijn vaak betrokken bij het ontstaan van hoefbevangenheid.

Ziektes die meerdere onderdelen en functies van het lichaam aangaan worden systemische ziektes genoemd. Er is geen één-op-één oorzaak en gevolg. Verschillende factoren beïnvloeden elkaar onderling. Vaak is er een onderliggende kwaal, afwijking, een tekort of overschot, waardoor de ziekte eerder, vaker of zwaarder toeslaat. Hoefbevangenheid is zo'n systemische ziekte.

WAT IS SUBKLINISCHE HOEFBEVANGENHEID?

Subklinische hoefbevangenheid is een term die vaak verkeerd wordt ge-bruikt. 'Subklinisch' betekent dat er geen klinische verschijnselen te zien of te meten zijn. Gek genoeg komen we de term her en der tegen met een beschrijving van prima aantoonbare eigenschappen van hoefbevangenheid, zoals flares en laminitisringen (zie p. 26).

Echte subklinische hoefbevangenheid is niet aan te tonen. Het is de situ-atie waarin er in de weefselcellen van de lamellenverbinding al wel van alles misgaat, maar dit nog niet vast te stellen is. Dit noemen we ook de ontwikkelingsfase. Een dierenarts of hoefverzorger die zegt dat je paard subklinisch hoefbevangen is, bedoelt waarschijnlijk dat de hoefbevangen-heid zich in het beginstadium bevindt en dat je snel moet ingrijpen om te voorkomen dat het erger wordt.

KAN MIJN PAARD OOK IN DE WINTER HOEFBEVANGEN WORDEN?

Ja, je paard kan het hele jaar door hoefbevangen worden. Er bestaan namelijk oorzaken die zich niets aantrekken van welk seizoen het is. Zo kan
je paard een infectie of een ontsteking krijgen die zorgt voor gifstoffen in
zijn lijf; gifstoffen die hoefbevangenheid kunnen veroorzaken. Maar ook
het hooi dat je in de winter geeft kan gemaaid zijn op een zomerdag dat
het gras bomvol suiker zat. Als je paard insulineresistent is (zie p. 36) en
zijn bloedsuikerspiegel voortdurend te hoog blijft, kan hij door de overdaad
aan suikers in het hooi hoefbevangen worden. Dus ook al zijn de lente en
de herfst gevaarlijker dan de rest van het jaar, ook in de winter kun je te
maken krijgen met hoefbevangenheid. We moeten hoefbevangenheid in de
winter trouwens niet verwarren met wat we 'winterbevangenheid' noemen.
Op pagina 47 lees je wat dat is.

WORDEN WILDE PAARDEN OOK HOEFBEVANGEN?

Wilde paarden kunnen ook hoefbevangen worden, alleen gebeurt dit minder vaak dan bij gedomesticeerde paarden. De leefomstandigheden van
wilde paarden met betrekking tot voeding, beweging en leefomgeving zijn
vaak zoveel beter dan die van onze huispaarden, dat het niet raar is dat
hoefbevangenheid een typische welvaartsziekte is.

KOMT HOEFBEVANGENHEID ALLEEN BIJ PAARDEN VOOR?

Paarden vallen samen met pony's, ezels, muilezels en muildieren onder de
familie van de paardachtigen. Ze kunnen allemaal hoefbevangen worden.
Maar ook andere zoogdieren, zoals koeien, schapen, geiten en varkens worden niet gespaard. In dierentuinen zijn het onder andere de herten, lama's,
zebra's, giraffen en zelfs olifanten en neushoorns die getroffen worden.
Simpel gezegd: wie hoeven heeft, kan hoefbevangen raken.

HOE VERLOOPT HOEFBEVANGENHEID?

Bij hoefbevangenheid raakt de verbinding tussen de hoefwand en het hoefbeen beschadigd. Deze beschadiging treedt niet plotseling op. Het is een
proces dat verschillende fasen doorloopt:

- De ontwikkelingsfase
- De acute fase
- De chronische fase

DE ONTWIKKELINGSFASE

Deze fase begint zodra het paard te maken krijgt met een van de mogelijke
oorzaken en er op celniveau veranderingen optreden in de hoef. Meestal
hebben paarden daarvóór al problemen met een van de systemen of
organen in het lichaam: bijvoorbeeld de spijsvertering of het hormonale
systeem. Ook plotseling optredende problemen kunnen zorgen dat het
paard hoefbevangen raakt. Een klassiek voorbeeld is het paard dat zelf de
voerton weet te openen en leegeet.

De ontwikkelingsfase kan tussen 12 en 48 uur duren. De lamellenverbinding begint in nu los te laten. Het lastige is dat paarden tijdens deze fase
helemaal geen klinische verschijnselen van de ziekte laten zien, waardoor
je dus niet merkt dat het paard hoefbevangen is geworden. Zodra de ziekte
zichtbaar wordt, is de acute fase al aangebroken.

DE ACUTE FASE

Deze fase kan al na 12 uur optreden en begint met het zichtbaar of meetbaar worden van de eerste klinische verschijnselen. Bijna altijd zijn ze het
eerst merkbaar in de voorhoeven. De oorzaak of oorzaken zijn al een tijd
aanwezig en zijn nu een stuk lastiger te bestrijden. Eigenlijk zijn we dus te
laat als we deze nu pas gaan behandelen. Dit laat zien hoe belangrijk het is
om hoefbevangenheid te voorkomen. Helaas word je de eerste keer dat je er
als paardeneigenaar mee te maken krijgt, overvallen door de situatie.

De acute fase kan tussen 24 en 72 uur duren. Hij eindigt plotseling, zodra de
lamellenverbinding het begeeft. De chronische fase is nu begonnen.

DE CHRONISCHE FASE

In deze fase is de lamellenverbinding niet meer in staat om het hoefbeen en de hoefwand bij elkaar te houden. Het hoefbeen komt los van de hoefwand. De klinische verschijnselen in de hoeven worden voor het blote oog te zien. Het paard heeft nu voortdurend pijn en wordt kreupel. Later in de chronische fase veranderen de structuur en de vorm van het hoefbeen. In extreme gevallen doorboort het hoefbeen de zool. Dit heet een zoolperforatie (zie p. 29). Het paard kan zelfs de hele hoefcapsule verliezen. Dit noemen we ontschoening (zie p. 30) Gelukkig komt dit niet vaak voor.

De oorzaken zijn in deze fase ook vaak chronisch. Jarenlang overgewicht, PPID (zie p. 34) of een chronische ontsteking ergens in het lichaam zijn hier voorbeelden van.

ER SCHIJNEN DRIE SOORTEN HOEFBEVANGENHEID TE ZIJN. HOE ZIT DAT?

Hoefbevangenheid is een koepelterm die aangeeft dat de verbinding tussen de hoefwand en het hoefbeen beschadigd is. Er is een waslijst met mogelijke oorzaken voor dit probleem. We kunnen deze oorzaken in drie groepen indelen, waardoor we drie soorten hoefbevangenheid krijgen:
- Hormoongerelateerde hoefbevangenheid
- SIRS-gerelateerde hoefbevangenheid
- Traumatische hoefbevangenheid

Deze drie soorten hoefbevangenheid worden vaak op een hoop gegooid. Dit vergroot het risico op een verkeerde diagnose, behandeling en verwachtingen. Op sociale media zien we berichten die een specifieke vorm van hoefbevangenheid omschrijven, gevolgd door goedbedoelde adviezen die niet relevant zijn voor deze vorm. Dit kan schadelijk uitpakken als de eigenaar van het paard die adviezen klakkeloos opvolgt. Het is daarom goed om de verschillen te kennen.

HORMOONGERELATEERDE HOEFBEVANGENHEID

De bijnaam van deze vorm is 'dikke paarden hoefbevangenheid'. Het is de meest voorkomende vorm van hoefbevangenheid. Negen van de tien gevallen van hoefbevangenheid (90%) vallen hieronder. Zoals de benaming al aangeeft wordt hormoongerelateerde hoefbevangenheid veroorzaakt door hormonale problemen. De belangrijkste hormonale problemen zijn:

- Insulineresistentie/EMS
- PPID
- Corticosteroïden

Vanaf pagina 33 bespreken we deze hormonale problemen.

SIRS-GERELATEERDE HOEFBEVANGENHEID

De bijnaam van deze vorm is 'zieke paarden hoefbevangenheid'. SIRS staat voor Systemisch Inflammatoir Respons-Syndroom. Dit wil zeggen dat er sprake is van een ontstekingsreactie van het hele lichaam. Dit zorgt voor gifstoffen in het bloed. Deze gifstoffen veroorzaken de hoefbevangenheid. Ze kunnen het gevolg zijn van ontstekingen en infecties, van spijsverterings-problemen, lichaamseigen zijn of van buitenaf het lichaam inkomen.
Op pagina 34 gaan we dieper in op gifstoffen.

TRAUMATISCHE HOEFBEVANGENHEID

De bijnaam van deze vorm is 'kreupele paarden hoefbevangenheid'.
De oorzaak is zuurstoftekort in het hoefweefsel. Dit zuurstoftekort is het gevolg van zware, langdurige of verkeerde belasting van de hoeven.
Op pagina 36 kijken we waar deze overbelasting vandaan kan komen. Een paard dat met traumatische hoefbevangenheid te maken heeft noemen we ook wel mechanisch bevangen.

HOE WEET IK WELKE VAN DE DRIE HET IS?

Bij alle drie de vormen van hoefbevangenheid zien we dezelfde klinische verschijnselen, zoals een verhoogde hoeftemperatuur, niet willen bewegen, achterover hangen en lusteloos gedrag. Hoe weet je nu met welke vorm van hoefbevangenheid je paard te maken heeft? In de eerste plaats moet je kijken naar wat er aan de hoefbevangenheid vooraf is gegaan. Heeft je paard de voerkist opengebroken en zich vervolgens rond gegeten aan brokjes vol suikers, dan kun je er donder op zeggen dat er sprake is van SIRS-gerelateerde hoefbevangenheid. Dit is ook het geval als je weet dat je paard een infectieziekte heeft (bijv. influenza) of als hij een ontsteking heeft (bijv. oogontsteking).

Wordt je paard bij wijze van spreken al bevangen van de lucht van gras, denk dan in de richting van hormoongerelateerde hoefbevangenheid. Je paard heeft een abnormale reactie op suikers. Vaak zien we bij deze paarden tekenen van insulineresistentie, zoals vette nek. Ook hebben ze vaak een hoge Body Condition Score (zie de vraag 'Wat zijn de BCS en de CNS?' op p. 52). PPID (vaak onterecht de ziekte van Cushing genoemd) is ook een beruchte oorzaak. Paarden met PPID zijn vaak wat ouder en te herkennen aan vachtproblemen (waaronder een abnormale dikke krullende vacht) en gewichtsverlies.

Als je geen enkel verband met voedsel kunt ontdekken, zou het kunnen zijn dat er sprake is van overbelasting en dus traumatische hoefbevangenheid. Denk hierbij aan stalhuisvesting, overgewicht of pijn ontzien na een operatie. Paarden die intensief in de disciplines endurance, reining en springen worden gebruikt, lopen een groter risico. Verkeerd bekappen en hoefbeslag kunnen ook traumatische hoefbevangenheid veroorzaken.

Een belangrijk en makkelijk waar te nemen verschil is dat bij SIRS-gerelateerde hoefbevangenheid het paard er ziek uitziet en koorts en waterige diarree heeft. Er circuleren gifstoffen in het bloed en zijn hele lijf lijdt hieronder. Bij de twee andere vormen is dit niet het geval. Tenslotte kan je dierenarts de verschillende vormen aan de hand van bloedonderzoek goed onderscheiden. Om hormoongerelateerde hoefbevangenheid bevestigd te zien gaat hij op zoek naar afwijkende waarden van bepaalde hormonen, zoals insuline, cortisol en ACTH (p. 34). Bij SIRS-gerelateerde hoefbevangenheid treft hij veel witte bloedcellen en antistoffen aan in het bloed.

HOE RAAKT DE LAMELLENVERBINDING BESCHADIGD?

De lamellenverbinding kan op verschillende manieren beschadigd raken, afhankelijk van welke oorzaak er speelt en dus van welke soort hoefbevangenheid er sprake is. Het valt buiten de opzet van dit boek om dit in detail te bespreken. In het algemeen kunnen we zeggen dat dit de twee hoofdoorzaken van de schade aan de lamellenverbinding zijn:

- De afbraak van eiwitten in het basale membraan die voor de verbinding met de hoorncellen van de hoefwand moeten zorgen (hemidesmosomen).
- Een verminderde doorbloeding van de dermale lamellen als gevolg van het samentrekken, beschadigen of verstopt raken van haarvaatjes waardoor dit weefsel afsterft.

In het boek 'Hoefbevangenheid : begrijpen, genezen, voorkomen' kun je heel uitgebreid over dit onderwerp lezen.

WAAROM ZIJN HET BIJNA ALTIJD ALLEEN DE VOORHOEVEN DIE BEVANGEN RAKEN?

Veel klinische verschijnselen zien we alleen in de voorhoeven. Dit wil niet zeggen dat de achterhoeven niet aangedaan zijn. Het paard draagt ongeveer 65% van zijn gewicht op de voorhand waardoor de pijn daar meer tot uiting komt. Het kan ook zijn dat de achterhoeven inderdaad niet beschadigd zijn geraakt, terwijl de oorzaken van hoefweefselschade zich daar wel hebben aangediend. Kracht zetten doet het paard met de achterhand. Vooral in galop zorgt dit voor een veel beter werkend hoefmechanisme en daarmee een betere doorbloeding. De hoefbevangenheid van de achterhoeven zet daardoor niet door.

Laten we ook niet vergeten dat er veel paarden zijn die alleen hoefijzers onder de voorhoeven krijgen. Hoefijzers belemmeren een goede doorbloeding en zorgen voor overbelasting van de lamellenverbinding. Hoefijzers kunnen bijdragen aan het ontwikkelen van traumatische hoefbevangenheid.

KAN EEN PAARD OOK ALLEEN AAN DE ACHTERHOEVEN BEVANGEN RAKEN?

Het gebeurt niet vaak, maar het is mogelijk. We hebben dan zo goed als altijd met traumatische hoefbevangenheid te maken. Het paard heeft chronische pijn voorin zijn lijf waardoor hij zijn achterhand gaat overbelasten. De achterhoeven raken mechanisch bevangen.

EN AAN MAAR ÉÉN HOEF?

Ook dat kan. Het paard heeft dan lange tijd één been overbelast om een ander deel van het lichaam te ontzien. Dit zien we bijvoorbeeld bij een zenuwbeschadiging, een botbreuk of een gewrichtsinfectie. In sommige gevallen kan de overbelaste hoef, die nu mechanisch bevangen raakt, zo veel last geven dat het paard het andere, veroorzakende been weer gaat belasten om de bevangen hoef te ontzien. Hierdoor kun je ten onrechte denken dat het beter gaat met het been waar het oorspronkelijke probleem zit.

MIJN HOEFVERZORGER HAD HET OVER EEN VERBREDE WITTE LIJN. WAT IS DAT?

Als de witte lijn breder is dan drie millimeter spreken we van een verbrede witte lijn. Dit is een kenmerk van onthechting van de lamellenverbinding. Het is vaak een van de eerste duidelijk zichtbare tekenen dat er iets mis is in de hoef. Als het goed is komt je hoefverzorger direct in actie. Hij zal met de bekapping zorgen dat er geen kracht op de witte lijn en de lamellenverbinding komt te staan. Hij zal je ook uitleggen wat je moet doen om te zorgen dat de kwaliteit van de witte lijn en de lamellenverbinding verbetert.

WAT IS EEN LAMELLENWIG?

Als in de chronische fase het hoefbeen loskomt en in de hoefcapsule begint te kantelen, ontstaat er in de teen van de hoef een ruimte tussen het hoefbeen en de hoefwand. Deze wordt opgevuld door hoorncellen, oud ontstekingsbloed, bloedserum, dood hoefmateriaal en nieuwe ontstekingen. Dit geheel noemen we de lamellenwig.

WAT IS EEN LAMINITISRING?

Het verzakkende hoefbeen trekt het weefsel van waaruit de hoefwand groeit, omlaag. Hierdoor ontstaat er een diepe ring in de hoefwand. Deze is al een paar dagen na het begin van de hoefbevangenheid te zien. Daarna groeit hij vanaf de kroonrand mee naar beneden. Aan de hand van waar de laminitisring in de hoefwand zit kun je bij benadering bepalen hoe lang geleden de hoefbevangenheid heeft toegeslagen. Het opnieuw aangroeien van een hele nieuwe hoefwand duurt namelijk een jaar. Een laminitisring halverwege de hoefwand wijst dus op een hoefbevangenheid van pakweg een half jaar geleden.

WAT IS EEN FLARE?

Flares (Engels, spreek uit: flèrz) zijn uitwaaierende vervormingen van de hoefwand. Ze ontstaan doordat de lamellenverbinding niet goed in staat is om de krachten die op de hoefwand inwerken, op te vangen. Net als een verbrede witte lijn is een flare een glasheldere waarschuwing dat de hoef niet in goede gezondheid is.

WAT ZIJN TURKSE SLOFFEN?

Als er niet op tijd op de juiste manier bekapt wordt en bij het afwikkelen van de hoef telkens druk op de verzwakte lamellenverbinding komt te staan, ontstaan er 'Turkse sloffen'. De teen van de hoef krult omhoog en groeit in een bocht terug naar het been. Als het zover komt grijpen wandelaars die langs het weiland komen hopelijk in en bellen ze de dierenbescherming.

WAT ZIJN HOEFBEENKANTELING EN HOEFCAPSULEROTATIE?

In de chronische fase van hoefbevangenheid verandert de hoek tussen het hoefbeen en de hoefcapsule. Als eerste kantelt het hoefbeen ten opzichte van de hoefwand. De lamellenverbinding is in dat geval alleen voorin de hoef beschadigd. Het hoefbeen draait als het ware om de nog ongeschonden achterzijde van de lamellenverbinding heen. Dit komt doordat het gewicht van het paard op de hoeven drukt en doordat de diepe buigpees tijdens het afwikkelen van de hoef aan het hoefbeen trekt. Dit verschijnsel heet hoefbeenkanteling.

In een later stadium, als de lamellenverbinding rondom beschadigd raakt, wordt de hoefwand weggedrukt van het hoefbeen. Dit heet hoefcapsule-rotatie. Het gebeurt als gevolg van een verkeerde krachtverdeling. Te lange tenen, een te lange hoefwand en te hoge hielen dragen hier allemaal aan bij. De vorming van de lamellenwig draagt ook zijn steentje bij door de hoef-wand weg te duwen van het hoefbeen. Voor de leesbaarheid zullen we vanaf hier beide afwijkingen hoefbeenkanteling noemen.

ER IS TIEN GRADEN HOEFBEENKANTELING TE ZIEN OP DE RÖNTGENFOTO. BETEKENT DIT HET EINDE VAN MIJN PAARD?

Dierenartsen hanteren in het algemeen de volgende regel: een kanteling van minder dan 5,5 graden geeft goede hoop; meer dan 11,5 graden is een slecht teken. Uitzonderingen komen gelukkig vaak voor en zijn afhankelijk van de gekozen behandeling. Een paard met 5 graden hoefbeenkanteling, dat op therapeutisch hoefbeslag en zware pijnstilling wordt gezet, zonder voedings-, huisvestings- en bewegingsaanpassingen heeft meestal een slechter vooruitzicht dan een paard met een twee keer zo grote kanteling dat goed bekapt wordt, hoefschoenen krijgt en waarvoor de aanpassingen in zijn leefomstandigheden wél worden gedaan. De gezond aangroeiende hoefwand zal het hoefbeen weer in zijn oude, normale positie kunnen terugbrengen, ongeacht hoe groot de kanteling is. Uiteraard weer alleen onder de juiste omstandigheden en behandeling.

Onderzoek uit 2010 heeft laten zien dat de snelheid waarmee de kanteling toe- of juist afneemt een veel grotere voorspellende waarde heeft dan de absolute mate van hoefbeenkanteling.

DE ZOOL ZIT VOL KNEUZINGEN. HOE KOMT DAT?

Het kantelende hoefbeen drukt van binnenuit op de zool. Dit zorgt voor kneuzingen van de zoollederhuid. We zien een maanvormige rand van rood-paarse zoolkneuzingen. Bij traumatische hoefbevangenheid zien we zoolkneuzingen al in een vroeger stadium optreden. In dit geval is het de overbelasting van buitenaf die voor kneuzingen zorgt. Zoolkneuzingen kunnen tot abcessen leiden doordat ze de kwaliteit van de zool verminderen. Het zoolhoorn wordt een beetje poreus. Bacteriën kunnen hierlangs binnendringen en een abces veroorzaken.

WAT IS EEN ZOOLPERFORATIE?

Het hoefbeen kan zo ver kantelen en van binnenuit op de zool drukken,
dat deze laatste niet meer in staat is de druk op te vangen. De punt van het
hoefbeen boort zich door de zool heen en is van buitenaf zichtbaar. Dit is een
pijnlijke complicatie die ook nog een groot risico op infectie met zich mee-
brengt. Ook al ziet het er indrukwekkend uit, met de juiste zorg kan dit nog
goed komen. Je hoefverzorger zal proberen de kanteling van het hoefbeen
zo snel mogelijk te verminderen om te voorkomen dat het erger wordt.
De wond moet goed schoongemaakt en -gehouden worden. De kans op een
infectie is namelijk behoorlijk groot. De hoef wordt hierna verbonden.
Er kan ook gebruik gemaakt worden van hoefschoenen. Waar het blootlig-
gende hoefbeen de schoen raakt, kan een holling in de schoenzool gesneden worden. De hoefschoen moet steeds goed schoongehouden en ontsmet
worden. Het paard krijgt antibiotische medicijnen. De dierenarts zal met
regelmaat komen kijken hoe het gaat.

WAT IS EEN ZINKER?

Als de lamellenverbinding rondom de hele hoef zwaar beschadigd raakt en
in zijn geheel wegvalt, zal het hoefbeen verticaal in de hoefcapsule zakken.
Dit heet een zinker. Bij een beginnende zinker staat de kroonrand recht
naar beneden en voelt leeg aan. In sommige gevallen is er een deukje in het
midden van de kroonrand zichtbaar. De zool van een hoef met een zinker is
opvallend plat of staat zelfs bol. Er kunnen zoolkneuzingen ontstaan.

Een zinker is uiteraard geen goed teken. Toch kan ook dit weer goed komen,
op voorwaarde dat de juiste hoefverzorging wordt gegeven, de leefomstandigheden (voeding, huisvesting en beweging) worden aangepast en de oorzaak van de hoefbevangenheid wordt gevonden en indien mogelijk weggenomen. De gezond aangroeiende hoefwand zal het gezonken hoefbeen weer
'optillen' en in zijn normale, gezonde positie terugbrengen.

WAT IS ONTSCHOENING?

Ontschoening is de overtreffende trap van het loslaten van de verbinding tussen de hoeflederhuid en de hoefcapsule. Niet alleen de hoefwand, maar ook de zool, straal en hoefballen laten nu los. Er zijn gevallen bekend waarin paarden met ontschoening door intensieve zorg weer letterlijk en figuurlijk op de been kwamen. De weg naar herstel is echter lang, pijnlijk en stressvol. Je kunt je afvragen of dit ethisch nog verantwoord is. Mocht het voor jouw paard onverhoopt zo ver komen en je wilt een kans wagen, zoek dan een zeer kundige dierenarts en hoefverzorger die ervaring hebben met ontschoening. De behandeling zal zeker in de kliniek plaatsvinden.

WAT IS EEN HOEDENRAND?

Bot is levend en actief weefsel. Als er druk op wordt uitgeoefend treden er veranderingen op. Zo kan de punt van het hoefbeen ook vervormen. Dit verschijnsel, dat op röntgenfoto's goed zichtbaar is, noemen we een hoedenrand. Deze zal bij genezing meestal ook weer verdwijnen doordat de druk waaronder hij is ontstaan weer zal wegvallen. De nieuw aangroeiende, rechte hoefwand zal zelfs de benodigde druk uitoefenen waardoor het bot weer in de juiste vorm gedwongen wordt. Uiteraard gaat hier een flinke tijd overheen. Ongeveer zoveel tijd als dat het gekost heeft om de hoedenrand te laten ontstaan. Natuurlijk zullen alle omstandigheden daarvoor wel weer optimaal moeten zijn.

OORZAKEN

WAT ZIJN PRIMAIRE EN FACILITERENDE OORZAKEN?

Er is bij hoefbevangenheid bijna nooit sprake van maar één oorzaak. Wel is er vaak een hoofdschuldige aan te wijzen. We noemen dit de primaire oorzaak. Deze verstoort het evenwicht in het paardenlichaam dusdanig dat de kans op volledige genezing klein blijft zolang hij niet krachtig wordt bestreden. Soms stapelen oorzaken zich op zonder dat het paard hoefbevangen wordt. Het toevoegen van een nieuwe oorzaak kan de balans dan naar de verkeerde kant laten doorslaan. Deze oorzaak zal de hoefbevangenheid faciliteren (mogelijk maken). We noemen dit dan ook faciliterende oorzaken.

Een paard met een leverontsteking zal bijvoorbeeld slechter reageren op het binnenkrijgen van gifstoffen dan een paard met een gezonde lever. Ben je niet op de hoogte van het bestaan van de leverontsteking, dan is de verleiding groot om te denken dat een gifstof de hoefbevangenheid heeft veroorzaakt. De wormenkuur krijgt dan bijvoorbeeld de schuld, terwijl dit niet meer dan een faciliterende oorzaak is.

WAT ZIJN DE OORZAKEN VAN HOEFBEVANGENHEID?

Je weet dat hoefbevangenheid geen ziekte op zichzelf is, maar eerder een soort complex klinisch verschijnsel van een probleem ergens anders in het lichaam (zie de vraag 'Is hoefbevangenheid een hoefziekte?' op p. 18). Hierdoor zijn er veel verschillende oorzaken mogelijk. De meest voorkomende oorzaken zijn problemen met de spijsvertering, met de bloedcirculatie of met hormonen. Ook gifstoffen, stress, bloedvervetting en overbelasting kunnen hoefbevangenheid veroorzaken. We zullen kort naar deze oorzaken kijken en hoe ze direct of indirect de lamellenverbinding beschadigen. Lees voor de zekerheid het antwoord op de vraag 'Hoe raakt de lamellenverbinding beschadigd?' op pagina 24 nog even door.

Wil je het naadje van de kous weten? Het boek 'Hoefbevangenheid : begrijpen, genezen, voorkomen' beschrijft uitgebreid alle mogelijke oorzaken.

SPIJSVERTERINGSPROBLEMEN

De dikke darm speelt een belangrijke rol bij de spijsvertering. Voor een gezonde spijsvertering zijn een goede balans van darmbacteriën en een gezonde darmwand nodig. Een te grote aanvoer van koolhydraten (suikers, zetmeel en fructaan) zorgt voor verzuring in de dikke darm. Hierdoor sterven bepaalde darmbacteriën af, waarbij er gifstoffen vrijkomen. De darmwand raakt door de verzuring ook beschadigd. De gifstoffen gaan door de beschadigde darmwand heen en komen in de bloedbaan terecht. Daar kunnen ze bloedstolsels (trombose) veroorzaken die in de kleinste haarvaatjes van de hoeflederhuid vast komen te zitten. De hoeflederhuid krijgt nu te weinig bloed en sterft gedeeltelijk af. Dit kan hoefbevangenheid veroorzaken.

Een andere soort darmbacteriën gaat juist woekeren. Deze bacteriën geven gifstoffen af die een rol spelen bij de afbraak van de eiwitten in het basale membraan. Dit zijn eiwitten die voor de verbinding met de hoorncellen van de hoefwand moeten zorgen. Hierdoor kan hoefbevangenheid ook ontstaan.

BLOEDCIRCULATIEPROBLEMEN

De vleeslamellen moeten goed doorbloed zijn. Doorbloeding zorgt voor de toevoer van zuurstofrijk bloed, voedingsstoffen, hormonen en enzymen en voor de afvoer van zuurstofarm bloed en afvalstoffen. Bloedcirculatieproblemen verstoren dit proces, waardoor de vleeslamellen afsterven. Hierdoor raakt de verbinding tussen de hoefwand en de interne voet beschadigd. Kortom: hoefbevangenheid.

Bloedcirculatieproblemen ontstaan o.a. door:

- Een zwelling, bijvoorbeeld a.g.v. een ontsteking, die de bloedtoevoer afknijpt
- Bloedstolsels a.g.v. spijsverteringsproblemen of plotselinge voedselveranderingen
- Beschadigde haarvaatjes in de hoef door overbelasting
- Te lage bloeddruk, bijvoorbeeld door een narcose
- Sommige medicijnen, waaronder corticosteroïden

HORMONALE PROBLEMEN

De belangrijkste hormonale problemen die we in verband brengen met hoefbevangenheid zijn het paarden-stofwisselingssyndroom, PPID en het gebruik van corticosteroïden.

PAARDEN-STOFWISSELINGSSYNDROOM (EMS)

Bij het paarden-stofwisselingssyndroom (Equine Metabool Syndroom/EMS) is er langere tijd sprake van te veel suiker en het hormoon insuline in het bloed. Doordat het lichaam niet goed reageert op de aanwezigheid van insuline, raken deze paarden insulineresistent. De grote hoeveelheid bloedsuiker is een mogelijke oorzaak van hoefbevangenheid. Dit zit zo:

1. Het paard eet snel verteerbare suikers en zetmeel.
2. De hoeveelheid suiker in het bloed stijgt.
3. Het lichaam geeft insuline af.
4. Op de celwanden van met name spiercellen zitten zogeheten insuline-receptoren.
5. Insuline 'vertelt' de cellen via insuline-receptoren dat ze suiker moeten opnemen en verbranden.
6. Is er te vaak te veel suiker in het bloed, dan is dat ook het geval voor insuline.
7. Is er te vaak te veel insuline in het bloed, dan worden de receptoren 'doof' (resistent) voor de insuline.
8. Er blijft nu te veel suiker in het bloed zitten (hyperglykemie).
9. Het paard kan niet beschikken over die suiker, krijgt honger en gaat meer eten. Hierdoor wordt het probleem alleen maar groter, doordat er steeds maar meer suiker en insuline in het bloed terecht komen.

Hyperglykemie veroorzaakt op twee manieren hoefbevangenheid. Ten eerste zorgt de suiker voor de afbraak van de hemidesmosomen, ten tweede maakt het dat de haarvaatjes in de lederhuid beschadigen, samentrekken en verstoppen.

Paarden met EMS hebben vaak overgewicht, een vreemde vetverdeling over het lichaam, afwijkende hoeveelheden vet in het bloed, een verhoogde bloeddruk en ze drinken en urineren meer dan andere paarden.

PPID

Deze afkorting staat voor Pituitary Pars Intermedia Dysfunction. Het is de aandoening die veel mensen verkeerd de ziekte of het syndroom van Cushing noemen. Bij PPID is er iets mis met een hormoonklier onder aan de hersenen: de hypofyse. Deze geeft te veel van bepaalde hormonen af. Hoe dit precies tot hoefbevangenheid leidt is nog niet helemaal bekend. De hoofdverdachten zijn de hormonen ACTH en CLIP, die op hun beurt zorgen voor een overproductie van de hormonen cortisol en insuline. De rol van insuline ken je nu. Cortisol zorgt voor een stijging van de bloedsuikerspiegel. Wat te veel suiker in het bloed doet, heb je ook net gelezen. Cortisol wordt verder in verband gebracht met het ontstaan en verergeren van insulineresistentie en met de afbraak van cellen in het basale membraan.

CORTICOSTEROÏDEN

Dit zijn door mensen gemaakte chemische versies van cortisol. De dierenarts kan dit tegen ontstekingen en infecties geven. Behalve dat corticosteroïden de bloedsuikerspiegel laten stijgen, verlagen ze (net als het lichaamseigen cortisol) de gevoeligheid voor insuline. Daarnaast dragen ze direct bij aan de afbraak van hemidesmosomen in het basale membraan. Corticosteroïden zijn een goed voorbeeld van een faciliterende oorzaak. Ze zullen geen hoefbevangenheid vanuit het niets veroorzaken. Wel kunnen ze een paard dat op het randje van insulineresistentie balanceert het laatste zetje geven. Zo zijn er voorbeelden van paarden met luchtwegproblemen (bijv. COPD) die na langdurig gebruik van een inhalator met beclometason hoefbevangen werden.

Hoefbevangenheid veroorzaakt door het paarden-stofwisselingssyndroom, PPID of het gebruik van corticosteroïden valt onder hormoongerelateerde hoefbevangenheid.

GIFSTOFFEN

Gifstoffen activeren bloedplaatjes die stolsels in de bloedvaten vormen, waardoor deze verstopt raken. Bovendien geven ze het hormoon serotonine af dat bloedvatvernauwend werkt. Vaatverstopping en vaatvernauwing beperken de doorbloeding van de hoeflederhuid en zijn daarmee een geheid recept voor hoefbevangenheid. Daarnaast kunnen sommige gifstoffen schade aan de nieren, lever of darmwand aanbrengen. Een verminderde werking van de nieren heeft als gevolg dat gifstoffen langer in het lichaam aanwezig blijven. De lever moet in goede conditie zijn om suikeroverschotten in het bloed weg te werken. Een beschadigde darmwand laat de gifstoffen waarover je op pagina 32 onder 'Spijsverteringsproblemen' hebt gelezen, gemakkelijker door. Andere gifstoffen kunnen op allerlei manieren in het bloed terecht komen. Zo zijn infecties en ontstekingen een beruchte bron van bacteriële gifstoffen. Houd paarden met influenza, een long-, oog-, uier- of andersoortige ontsteking goed in de gaten, zodat ze niet ook nog met hoefbevangenheid te kampen krijgen. Hetzelfde geldt voor merries met een bacteriële infectie na het niet afkomen van de placenta na een bevalling. Koliek en een darmtorsie na een operatie kunnen eveneens een ontstekingsreactie veroorzaken die de hoeveelheid gifstoffen in de bloedbaan laat stijgen. Naast deze bacteriële gifstoffen zijn er o.a. nog schimmels in hooi en kuilgras, giftige planten, vervuild drinkwater, bestrijdingsmiddelen en kunstmest.

Hoefbevangenheid veroorzaakt door gifstoffen valt onder SIRS-gerelateerde hoefbevangenheid.

STRESS
Langdurige stress veroorzaakt hormonale, bloedsuiker- en doorbloedingsproblemen. Stress verstoort namelijk de aanmaak van cortisol. Dit hormoon zorgt in stressvolle omstandigheden voor de omzetting van eiwitten en vetten in suiker. Hierdoor stijgt de bloedsuikerspiegel. Dit gebeurt ook doordat er meer van het stresshormoon adrenaline wordt aangemaakt. Adrenaline verlaagt de gevoeligheid voor insuline, waardoor er meer suiker in het bloed blijft zitten. Adrenaline werkt ook bloedvatvernauwend. De stresshormonen noradrenaline en dopamine doen dat laatste ook.

BLOEDVERVETTING
Zoals de naam al aangeeft zit er bij bloedvervetting te veel vet in het bloed. Dit kan leiden tot bloedvatvernauwing in de hoeven. Het wordt bijna saai om steeds te herhalen, maar de verminderde doorbloeding veroorzaakt het afsterven van hoefweefsel (de hoeflederhuid, vleeslamellen en het basale membraan). Hoefbevangenheid kan nu toeslaan of verergeren. Als een paard opeens geen of veel minder eten heeft, kan dit probleem optreden.

Bijvoorbeeld als het plotseling flink gaat sneeuwen, waardoor het paard niet meer kan grazen. Bij drachtige of zogende merries, vooral als zij te weinig voedsel krijgen om te compenseren voor de dracht of melkgift, kan ook bloedvervetting optreden. Pony's, ezels en miniatuurpaarden, te dikke paarden en paarden met PPID hebben ook vaak met bloedvervetting te maken.

OVERBELASTING

Een op zichzelf staande vorm van hoefbevangenheid is traumatische hoefbevangenheid (zie p. 22). De oorzaak is zware, langdurige of verkeerde belasting van de hoeven, vaak op een harde ondergrond. Overbelasting van de hoeven kan onder andere komen door:

- Verkeerde bekapping of hoefproblemen (ondergeschoven hielen, te lange steunsels, te lange teen)
- Teenlanden (bijvoorbeeld door pijn ergens anders in de hoef of het lichaam. Denk aan hoefkatrolontsteking of hoefabcessen)
- Hoefbeslag
- Veel over de weg lopen (koetspaarden, politiepaarden)
- Overgewicht
- Stalhuisvesting
- Pijn ontzien (bijv. na een operatie)

Het hoefweefsel is gewoon niet bestand tegen overbelasting. De haarvaatjes in de hoef raken beschadigd of afgekneld. Dit leidt tot onvoldoende doorbloeding en daarmee zuurstoftekort in de hoeflederhuid en de vleeslamellen. Resultaat: belastingsbevangenheid, zoals we traumatische hoefbevangenheid ook soms noemen.

WAT IS INSULINERESISTENTIE?

Insuline is het hormoon dat ervoor moet zorgen dat lichaamscellen suiker uit het bloed opnemen. Bij insulineresistentie reageren de cellen niet goed op insuline. Suiker wordt niet goed opgenomen en de bloedsuikerspiegel blijft te hoog (hyperglykemie). Insulineresistentie is een belangrijk klinisch verschijnsel van het paarden-stofwisselingssyndroom (EMS).

WAT IS EMS?

EMS is de afkorting voor Equine Metabool Syndroom. Of eenvoudiger: het paarden-stofwisselingssyndroom. Het is de paardenvariant op diabetes type 2 bij mensen. Op pagina 33 staat uitgelegd wat het inhoudt.

WAT IS HET VERSCHIL TUSSEN INSULINERESISTENTIE EN EMS?

EMS is eigenlijk een verzameling van aandoeningen. Dit zijn hoofdzakelijk insulineresistentie, gewichtsproblemen, hoge bloeddruk en afwijkende hoeveelheden vet in het bloed. Omdat insulineresistentie het belangrijkste kenmerk van EMS is, noemen we EMS ook wel insulineresistentie-syndroom. Verder is het zo dat overgewicht en insulineresistentie elkaar over en weer beïnvloeden. Overgewicht veroorzaakt insulineresistentie; insulineresistentie veroorzaakt overgewicht. Er is dus wel een verschil tussen EMS en insulineresistentie, maar dit is vooral theoretisch.

MIJN DIERENARTS HAD HET OVER OBESITAS EN ADIPOSITAS. WAT IS DAT EN WAT IS HET VERSCHIL?

Er zijn twee soorten dikke paarden: dik door te veel eten en dik als gevolg van hormonale problemen. De eerste soort heeft een dikke buik en is zwaarder dan zou moeten. Dit paard heeft obesitas. Voedingsaanpassingen en beweging doen wonderen. De tweede soort heeft een vreemde vetverdeling over het lichaam. Er zijn vetophopingen boven de ogen, bij de manenkam, de schouders, bovenop de romp, bij de staartinplant en de koker of uier. Deze vorm van overgewicht heet adipositas. Adipositas treffen we vaak aan bij paarden met EMS. Uiteraard kan een paard ook zowel obesitas als adipositas hebben.

ER IS TOCH NIET MAAR ÉÉN SOORT SUIKER?

We hebben het over suiker in het voedsel van het paard, maar eigenlijk zouden we ze koolhydraten moeten noemen. Dat is een bredere term. Er zijn namelijk koolhydraten die geen suiker zijn, zoals fructaan, zetmeel en voedingsvezels. Omdat je de verschillende soorten koolhydraten in dit boek en daarbuiten vaak tegenkomt, zullen we ze hier kort bespreken.

We kunnen koolhydraten indelen in:
- Enkel- en tweevoudige koolhydraten, zoals glucose (druivensuiker), fructose (vruchtensuiker) en sucrose (bietsuiker). Deze worden ook 'snelle suikers' genoemd.
- Fructaan. Er zijn verschillende soorten fructanen, maar in dit boek noemen we ze voor het gemak samen 'fructaan'.
- Samengestelde koolhydraten, zoals zetmeel en voedingsvezels (o.a. cellulose).

Als je je hooi laat analyseren, etiketten op paardenvoer en de rest van dit boek leest, kun je ook deze afkortingen van de verschillende soorten koolhydraten tegenkomen. Tussen haakjes staan de Engelstalige afkortingen die ook gebruikt worden.
- EOK: Ethanol-Oplosbare Koolhydraten=enkel- en tweevoudige koolhydraten (ESC)
- WOK: Water-Oplosbare Koolhydraten=EOK + fructaan (WSC)
- NSK: Niet-Structurele Koolhydraten=WOK + zetmeel (NSC)
- SK: Structurele Koolhydraten=voedingsvezels (SC)

WAT IS FRUCTAAN?

Als er meer suiker voorradig is dan nodig voor de groei, slaan de grassen die in onze weilanden groeien het op in de vorm van fructaan, voor gebruik in betere tijden wat betreft groeiomstandigheden. Dit is bijvoorbeeld het geval tijdens een frisse nacht als de groei even helemaal stil komt te liggen. Deze opslag gebeurt ook als andere groeifactoren, zoals genoeg water, de juiste temperatuur en voedingsstoffen, niet genoeg aanwezig zijn.

Daarnaast maakt gras fructaan aan als bescherming tegen vorst. Als de temperatuur onder de min tien duikt, wordt het weer omgezet in suiker. Zoals suikerwater moeilijker bevriest dan zuiver water, zal ook de plant op deze manier beter beschermd zijn tegen de vorst. Over de relatie tussen fructaan en hoefbevangenheid lees je in het volgende antwoord.

VAN FRUCTAAN WORDEN DE PAARDEN TOCH VAAK HOEFBEVANGEN?

Nee. Dat werd wel lang gedacht en je breekt nog steeds je nek over allerlei fructaanmeters en –indexen op internet. Fructaan heeft wel invloed op het ontstaan of verergeren van hoefbevangenheid, maar alleen bij SIRS-gerelateerde hoefbevangenheid. Deze vorm van hoefbevangenheid zien we maar bij ongeveer 10% van alle gevallen en zelfs dan kan het nog door allerlei andere dingen veroorzaakt worden.

Laten we kijken naar welke rol fructaan dan wél speelt. Fructaan is een samengesteld koolhydraat dat bestaat uit lange ketens van vooral fructose-moleculen. Paarden hebben niet de juiste enzymen in hun spijsverterings-kanaal om fructaan te verteren. De darmbacteriën in de dikke darm doen dit voor hen. Dit gebeurt door vergisting waarbij vluchtige vetzuren afgegeven worden. Voor paarden die alleen op ruwvoer gehouden worden zijn die vetzuren de belangrijkste energiebron. Te veel fructaan in de dikke darm zorgt voor een productie van vetzuren die hoger is dan het bloed kan afvoeren. Hierdoor treedt er verzuring op in de dikke darm. Nu gebeurt er wat op pagina 32 onder 'Spijsverteringsproblemen' beschreven staat. Even kort herhalen: darmwandschade in combinatie met afstervende bacteriën die gifstoffen afgeven en woekerende bacteriën die ertoe leiden dat belangrijke eiwitten in het basale membraan worden afgebroken.

WAT IS GESTRESST GRAS?

Als alle omstandigheden voor de plant goed zijn (zon, temperatuur boven de vijf graden, water, voedingsstoffen) worden de suikers en fructaan (de water-oplosbare koolhydraten, of WOK) gebruikt voor de groei. Ontbreken een of meer van deze factoren, dan zal het gras zelf meer WOK maken en opslaan. We noemen gras in dit stadium 'gestresst'. Een combinatie van zonnig weer overdag en lage nachttemperatuur is hét recept voor gestresst gras. Veel zonlicht in combinatie met te lage temperatuur overdag of te weinig voedingsstoffen scoort ook hoog.

IK DACHT DAT ALLEEN DE LENTE GEVAARLIJK WAS. NU IS HET HERFST EN STAAT MIJN PAARD OPEENS HOEFBEVANGEN. HOE KAN DAT?

In de herfst, als de nachtvorst terugkomt en de zon overdag vrolijk schijnt, is het risico op gestresst gras met vooral veel fructaan erin groter. Afhankelijk van hoeveel gras er nog op de wei staat, beginnen sommige mensen al met bijvoeren van hooi. Dit hooi kan geoogst zijn op een moment dat het gras bomvol suikers zat. Die suikers zitten nu in het hooi.

Daarnaast verandert de manier waarop we onze paarden beweging geven in de herfst vaak abrupt. De zomervakantie met veel vrije tijd om lange buitenritten te maken is voorbij. Veel paarden komen nu opeens stil te staan. Bij minder beweging in combinatie met voer vol koolhydraten ligt hoefbevangenheid direct op de loer.

Paarden met PPID hebben in de late zomer en vroege herfst een grotere hoeveelheid van het hormoon ACTH in hun bloed. Dit verhoogt de productie van het hormoon cortisol dat op zijn beurt voor een stijging van de bloedsuikerspiegel zorgt. Het hormoon CLIP wordt gevormd uit ACTH. De productie van CLIP is dus ook hoger in deze periode. Er bestaan aanwijzingen dat CLIP zorgt voor aanmaak van insuline door de alvleesklier.

HET GRAS IS SUPERKORT. TOCH WORDT MIJN PAARD HOEFBEVANGEN. HOE KAN DAT?

Als de bloei van de grasplant verstoord raakt door bijvoorbeeld plotselinge vorst, hagel, vraatzuchtige insecten of vee dat het gras vertrapt, ontwikkelt het graszaad zich niet. De koolhydraten die normaal gesproken gebruikt worden om zaad te ontwikkelen blijven dan achter in de grasstengel. Voor kort afgeknabbeld gras geldt dit ook. Daar zitten dus veel koolhydraten in.

Je paard weet dit niet en zal gewoon doorgaan met grazen tot hij lekker vol zit. Als hij dat doet met dit korte, suikerige gras, loopt hij een groter risico om hoefbevangen te worden. Een hoefbevangen paard op kort gras zetten als dieetmaatregel, zonder arm hooi bij te geven, is dus ook geen goed idee.

IS PPID HETZELFDE ALS DE ZIEKTE VAN CUSHING?

De termen PPID en ziekte van Cushing worden vaak door elkaar gehaald of als synoniem gebruikt. Op pagina 34 heb je gelezen wat PPID is. Bij ziekte van Cushing is er ook iets mis met de hypofyse. Alleen zit het probleem dan in net een ander gedeelte van de hypofyse. Hierdoor verloopt de ziekte anders dan dat het geval is bij PPID. Het lijkt verdraaid veel op PPID, maar het is niet hetzelfde. In tegenstelling tot bij honden en mensen komt de ziekte van Cushing bij paarden zo goed als niet voor. Laten we het beestje voortaan bij zijn naam noemen.

WAT IS ACTH?

ACTH is een hormoon dat door de hypofyse wordt afgescheiden. Bij paarden met PPID is er te veel ACTH in het bloed aanwezig. Overigens is dit bij paarden met pijn of stress ook het geval. Van eind juli tot en met begin november zijn ACTH-waarden bij alle paarden verhoogd, meestal met een piek in september/oktober. Dit noemen we de seizoensgebonden stijging.

WAT IS CORTISOL?

Cortisol heb je nu al een paar keer voorbij zien komen. De bijnieren scheiden dit hormoon af om in stress-situaties eiwitten en vetten snel in glucose om te zetten. De spieren kunnen deze snelle suiker goed gebruiken als het paard het op een lopen moet zetten voor een hongerige leeuw. Bij ons huispaard gaat het er iets minder spannend aan toe. De glucose verhoogt de bloedsuikerspiegel. Cortisol heeft een bloedvatvernauwend effect en wordt in verband gebracht met het ontstaan en verergeren van insulineresistentie. Daarnaast speelt het een rol bij de afbraak van de hemidesmosomen in het basale membraan.

HEEFT MIJN PAARD EMS OF IS HET PPID?

Adipositas (zie p. 37), hoefbevangenheid en insulineresistentie zijn klinische verschijnselen van zowel EMS als PPID. Dit zijn de verschillen:

- EMS begint meestal op lagere leeftijd, PPID is meer (maar niet uitsluitend!) een ouderdomskwaal.
- Klinische verschijnselen die kenmerkend zijn voor PPID, zoals een dikke en krullende vacht, ontbreken bij EMS.
- Bij paarden met PPID is er aangetoond dat er, bij geen pijn of stress en niet tijdens de seizoensgebonden stijging, te veel ACTH in het bloed zit.

Paarden kunnen natuurlijk ook beide aandoeningen hebben.

MIJN PAARD KRIJGT CORTICOSTEROÏDEN.
KAN HIJ HIERDOOR HOEFBEVANGEN WORDEN?

Het kan wel, maar het komt niet vaak voor. Meestal is er dan al wel het een en ander aan de hand met je paard. Blader nog even terug naar pagina 34, waar dit uitgelegd staat.

KAN MIJN PAARD DOOR TE VEEL EIWITTEN IN HET GRAS
HOEFBEVANGEN WORDEN?

Lang werd gedacht dat de eiwitten de grote boosdoeners waren bij overeten. We weten nu dat dit niet klopt. Overtollige eiwitten worden afgebroken en afgevoerd via de urine. Wel is het zo dat bij deze afbraak ammoniak vrijkomt. Dit belast de lever en nieren te veel. De ammoniak verstoort ook de bacteriecultuur in de dikke darm. Het kan dus een kleine rol spelen, maar het zal zeker geen hoofdoorzaak zijn.

MIJN MERRIE KRIJGT BINNENKORT EEN VEULEN.
HOE ZIT HET MET DE PLACENTA EN HOEFBEVANGENHEID?

Als de placenta niet binnen twee uur na de geboorte in zijn geheel 'afkomt', kan er een bacteriële infectie ontstaan. Deze kan SIRS-gerelateerde hoefbevangenheid veroorzaken. Dit is een van de redenen waarom hoefbevangenheid relatief vaak voorkomt bij fokmerries.

MIJN PAARD HEEFT EEN ZWARE KOLIEKAANVAL OVERLEEFD
EN IS NU HOEFBEVANGEN. HEEFT DIT MET ELKAAR TE MAKEN?

Bij een draaiing in de darm door koliek wordt de bloedtoevoer naar de darmwand afgeknepen. De darmwand raakt beschadigd en zal gifstoffen makkelijker doorlaten. De hoeveelheid gifstoffen is al groter doordat koliek een ontstekingsreactie veroorzaakt waarbij deze vrijkomen. Dit kan leiden tot SIRS-gerelateerde hoefbevangenheid. Als er al schade aan de darmwand was door verzuring, zoals omschreven pagina 32 onder 'Spijsverterings-problemen', stapelen de problemen zich op en neemt de kans op hoefbevangenheid alleen maar toe.

MIJN PAARD IS HOEFBEVANGEN GERAAKT NADAT HIJ HEEL VEEL WATER
HAD GEDRONKEN. HOE KAN DAT?

In één keer te veel water drinken tast de darmflora aan. Zonder dat je het doorhebt sterven er veel bacteriën af in de dikke darm. Door de bacterie-sterfte komen er gifstoffen uit de darm in de bloedbaan terecht, waar ze kleine stolsels veroorzaken die in de haarvaatjes van de hoeflederhuid vastlopen. Deze krijgt nu te weinig bloed en sterft gedeeltelijk af. Dit kan hoefbevangenheid veroorzaken. Er wordt vaak gezegd dat te koud water dit effect ook kan hebben, maar dat is niet waar.

KAN EEN VACCINATIE OF WORMENKUUR DE OORZAAK ZIJN?

Vaccinaties en wormenkuren zouden als gifstoffen gezien kunnen worden en daarmee bijdragen aan het ontstaan van SIRS-gerelateerde hoefbevangenheid. In de praktijk komt dit als faciliterende oorzaak eigenlijk nauwelijks voor. Als je vermoedt dat er al veel gifstoffen in het lichaam van je paard zitten, doe je er goed aan even te wachten met vaccineren en ontwormen. De gifstoffen moeten zich niet gaan opstapelen.

LOOPT MIJN PAARD EEN VERHOOGD RISICO OM HOEFBEVANGEN TE WORDEN?

Als je paard tot een van deze groepen behoort, zal hij een groter risico lopen om hoefbevangen te raken:

- Sobere ponyrassen en ezels, doordat zij aanleg hebben om overgewicht en insulineresistentie te ontwikkelen.
- Paarden met overgewicht, insulineresistentie, EMS of PPID
- Oudere paarden, doordat deze langer aan risicofactoren zijn blootgesteld dan jongere paarden en vaak al eerder hoefbevangen zijn geweest. Ook komt PPID vaker voor bij oudere paarden.
- Warmbloed- en Engels volbloedpaarden. Deze rassen hebben vaak dunne en platte zolen, wat de kans op traumatische hoefbevangenheid vergroot.
- Grote koudbloedige trekpaarden
- Paarden die lijden aan een andere ziekte of een ontsteking ergens in het lichaam
- Merries die onlangs geveuteld hebben
- Alle paarden waarbij onvoldoende rekening wordt gehouden met hun natuurlijke behoeften op het gebied van huisvesting, voeding, beweging en hoefverzorging. En dat zijn er helaas nog altijd erg veel.

OKÉ, DUS STRESS IS SLECHT VOOR MIJN HOEFBEVANGEN PAARD. MAAR HOE VOORKOM IK STRESS?

Op pagina 35 heb je geleerd waarom stress niet goed is voor je paard.
Er is een hele waslijst met stressfactoren die je zou kunnen verminderen
of wegnemen:

- Pijn
- Trailervervoer
- Wedstrijden
- Chronische wormbesmetting
- Dierenartsbezoek, haastige of knorrige hoefsmid, tandarts
- Slecht passend zadel
- Te jong afspenen
- Te jong inrijden
- Eenzijdige arbeid
- Gebrek aan sociale interactie: geen kudde of alleen op stal
- Onrust in de leefomgeving, bijvoorbeeld een drukke pensionstal
  of een weiland naast een snelweg
- Rouw. Twee paarden die samen groot zijn geworden of die elkaar
  hebben uitgekozen als maatje die plotseling gescheiden worden.
- Straling van zendmasten en hoogspanningskabels

IS DE KANS DAT MIJN PAARD WEER HOEFBEVANGEN RAAKT GROTER NU HIJ HET AL EENS IS GEWEEST?

Paarden die niet zo lang geleden hoefbevangen zijn geweest lopen inderdaad een grotere kans om het weer te worden. Dit kan komen doordat de
beschadigde vleeslamellen gevoeliger zijn voor de omstandigheden die
hoefbevangenheid veroorzaken. Je paard heeft ook eerder pijn in zijn hoeven
doordat er weefsels en zenuwen beschadigd zijn geraakt. Door pijn gaat de
bloedsuikerspiegel omhoog en vernauwen de bloedvaten zich. Dit zijn twee
risicofactoren. Daarnaast kan het goed zijn dat de primaire of faciliterende
oorzaken toch niet allemaal en helemaal verdwenen zijn. Houd je paard
dus goed in de gaten en besteed veel aandacht aan het voorkomen van een
nieuwe hoefbevangenheid.

EÉN VAN MIJN PONY'S WORDT STEEDS HOEFBEVANGEN, DE ANDERE NIET. HOE KAN DAT?

Twee pony's leven in hetzelfde weiland, krijgen dezelfde voeding en beweging en hebben al jaren dezelfde hoefverzorger. En toch wordt er één steeds hoefbevangen. Dat is heel frustrerend. Er is kennelijk nog een aspect dat jij, je dierenarts of je hoefverzorger over het hoofd ziet. Begin met te kijken of al deze factoren echt hetzelfde zijn. Misschien staat deze pony veel meer stil in het land dan zijn weidemaatje of heb jij een voorkeur voor die ander als je uit rijden gaat. Vraag ook je hoefverzorger of hij de een misschien anders bekapt dan de ander. Heb je deze pony op ijzers staan en de ander niet?

Het kan ook zijn dat hij een onderliggend probleem heeft dat je nog niet ontdekt hebt. Een ontsteking of een chronische ziekte bijvoorbeeld. Misschien is hij insulineresistent of heeft hij PPID zonder dat je het weet. Het zou ook kunnen dat een aantal faciliterende oorzaken zich opgestapeld heeft en dat die stapel nu omvalt. Of misschien dat je je blindstaart op de oorzaak die je wél kent en onder controle hebt, maar daardoor een andere oorzaak over het hoofd ziet. Je kunt ook een second opinion vragen van een andere dierenarts.

Kijk ook eens goed naar de volgende punten:
- Gewicht, BCS en CNS (zie p. 52)
- Medicijnen, vaccinaties, wormenkuren, supplementen
- Voedings- en huisvestingsveranderingen, weidetijden, hoe de pony zijn beweging heeft gekregen

Misschien ontdek je patronen die je kunnen helpen verborgen oorzaken te vinden. Zoek niet naar meer oorzaken tegelijkertijd. Concentreer je op één ding. Is dat hem niet, dan door naar de volgende.

IS HOEFBEVANGENHEID ERFELIJK?

Hoefbevangenheid zelf is niet erfelijk. EMS kan dat wel zijn. Sommige sobere rassen hebben een aanleg om dit te ontwikkelen. Onder andere arabieren, appaloosa's, welsh-, dartmoor-, exmoor- en shetlandpony's vallen hieronder. Hetzelfde geldt voor bepaalde bloedlijnen. Hoefvorm kan ook gedeeltelijk erfelijk bepaald zijn. Een minder goede hoefvorm zou kunnen bijdragen aan het ontstaan van traumatische hoefbevangenheid.

WAT IS WINTERBEVANGENHEID?

Insulineresistente paarden kunnen in de winter last krijgen van pijnlijke hoeven. Dit staat bekend als winterbevangenheid, al is er hier eigenlijk geen sprake van hoefbevangenheid. Wintergerelateerd hoefpijnsyndroom zou een betere naam zijn. Plotseling sterk dalende temperaturen in de winter zorgen ervoor dat de bijnieren meer cortisol aanmaken. Cortisol is een hormoon dat een vernauwend effect op de bloedvaten heeft. De doorbloeding van de hoeven neemt af. Daarnaast maakt het lichaam meer schildklierhormonen in de strijd tegen de kou. Hierdoor vermindert de bloedtoevoer naar de hoeven ook. De verminderde doorbloeding veroorzaakt pijn. Die pijn wordt er niet minder op als het paard ook nog eens over een bevroren, hobbelige ondergrond loopt. Aangezien pijn en de stressreactie die daarop volgt weer zorgen voor een verhoogde aanmaak van cortisol, kunnen we hier spreken van een vicieuze cirkel.

Vooral paarden met PPID of EMS hebben vaak te kampen met winterbevangenheid. Dit komt doordat alle paarden met EMS insulineresistent zijn en dit bij 60% paarden met PPID ook het geval is. Paarden met beschadigde bloedvaten, doordat ze in het verleden hoefbevangen zijn geweest, lopen ook een groter risico.

DIAGNOSE

IS MIJN PAARD HOEFBEVANGEN?

Ook al is het vaak overduidelijk dat een paard hoefbevangen is, de diagnose moet door een dierenarts gesteld worden. Dit klinkt voor de hand liggend, maar er zijn veel gevallen waarbij de hoefverzorger, de trainer of de stalhouder met de beste bedoeling zegt dat je paard hoefbevangen is, terwijl hij dat niet is. Als hij het wel is, weten deze mensen niet in welk stadium van de ziekte hij zich bevindt en hoe ernstig de situatie is. Ze kunnen bijvoorbeeld geen bloedonderzoek doen of de uitslagen van zulk onderzoek goed interpreteren. Ze kunnen geen röntgenfoto's maken en niet overleggen met een radioloog als deze foto's vragen oproepen. Denk je dus dat je paard hoefbevangen is, bel dan de dierenarts. Bel ook gelijk de hoefverzorger. Al zal het niet zijn om de diagnose te stellen, hij zal waarschijnlijk toch snel in actie moeten komen.

MIJN HOEFVERZORGER HEEFT GEZEGD DAT MIJN PAARD HOEFBEVANGEN IS. MOET IK NU TOCH DE DIERENARTS NOG BELLEN?

Zeker niet elke paardeneigenaar doet dit, maar het is toch aan te raden. Hoefbevangenheid is een medisch probleem. Ook al heeft je hoefverzorger al veel hoefbevangen paarden gezien en succesvol geholpen, hij is geen dierenarts. Het is wel heel goed als hij en de dierenarts overleggen en zo nodig samenwerken. De dierenarts zal zijn diagnose dan beter kunnen stellen. De hoefverzorger zal zijn werk dan ook beter kunnen doen. Röntgenfoto's, uitslagen van bloedonderzoek en een duidelijk vastgestelde oorzaak zijn bij hem van harte welkom.

HOE KAN IK ZELF HOEFBEVANGENHEID HERKENNEN?

Er zijn vooral in de acute fase verschijnselen die je als eigenaar kunt herkennen. Zie je een of meer van deze dingen, neem dan gelijk EHBO-
maatregelen (zie de vraag 'Wat moet ik doen als ik denk dat mijn paard
hoefbevangen is?' op p. 58) en bel je dierenarts.

Paarden met acute hoefbevangenheid laten vaak een of meer van deze
verschijnselen zien:

- Spiertrillingen, zweten, verwijde pupillen of neusgaten,
  platliggende oren
- Snel of onregelmatig en schokkerig ademen
  (80-100 adembewegingen per minuut)
- Hogere lichaamstemperatuur (40-41°)
- Sterke en snelle polsslag (80-120 slagen per minuut), pulsaties
- Langere tijd warme hoeven
- Soms is er al een verbreding van de witte lijn te zien
- Stram of helemaal niet willen bewegen, moeite met wendingen,
  kreupeler op een harde ondergrond dan op een zachte
- Laminitis-stand (achterover hangen), heen en weer wiegen,
  hoeven afwisselend optillen, veel liggen

HOE WEET IK OF MIJN PAARD PIJN HEEFT?

Pijnbeoordeling bij een paard is niet eenvoudig. Het is een open deur intrap-
pen, maar paarden kunnen ons niet vertellen óf en hoe sterk zij pijn beleven.
Ze willen ons dat ook niet altijd vertellen. Als prooidier laat een paard niet
graag zien dat hij zwakker is dan de anderen. In de natuur ben je dan al snel
een doelwit voor roofdieren. Toch is het belangrijk dat je bijtijds herkent of je
paard pijn heeft. Hoe eerder je ingrijpt bij hoefbevangenheid, hoe groter de
kans op een snelle genezing.

Een paar van de hierboven genoemde eigenschappen laten al zien dat het
paard pijn heeft. Met name het achterover hangen in de laminitis-stand,
doet het paard vooral om minder pijn in zijn voorhoeven te voelen.

Ook een paard dat staat te zuchten en te kreunen of in zichzelf gekeerd gedrag laat zien, heeft pijn. Let vooral ook op hoe je paard anders reageert dan anders. Jij kent hem het beste, dus jij herkent bijna intuïtief wanneer er iets mis is.

WAT IS DE LAMINITIS-STAND?

Het paard probeert met de laminitis-stand pijn in zijn voorhoeven te verminderen door achterover te hangen. De hoefwand geeft druk op de voorkant van de hoef. Dit is pijnlijk bij hoefbevangenheid, doordat de lederhuid en de vleeslamellen beschadigd zijn. Pijnlijke druk op de kroonrand en druk van de punt van het hoefbeen op de zool verminderen ook als het paard deze stand aanneemt.

De laminitis-stand zorgt niet alleen voor minder pijn, maar helpt ook bij de genezing. Het haalt de druk af van de vleeslamellen die daardoor beter kunnen herstellen. Het hoefmechanisme wordt beter en daarmee de doorbloeding ook. Minder pijn betekent minder cortisol; minder cortisol zorgt uiteindelijk voor een iets lagere bloedsuikerspiegel. Dit is in veel gevallen van hoefbevangenheid gunstig.

WAT ZIJN PULSATIES?

Een ontsteking van de vleeslamellen is een klinisch verschijnsel van acute hoefbevangenheid. Als bloedplaatjes door die ontsteking geactiveerd worden, gaan ze zich binden en klonteren. Deze kleine stolsels verstoppen de haarvaatjes in de hoef. De bloedplaatjes geven ook een stof af die een vernauwend effect op de bloedvaten heeft. Een zwelling van ontstekingsvocht knijpt bovendien de bloedvaten gedeeltelijk af. Deze drie dingen samen zorgen ervoor dat de bloedtoevoer naar de hoef gehinderd wordt. Het bloed hoopt zich op in de slagaderen. De polsslag kun je nu voelen als sterke pulsaties.

HOE NEEM IK DE POLS OP VAN MIJN PAARD?

De polsslag is voelbaar in de slagader in de sleuf tussen de pezen achter-
op het onderbeen. Iets lager loopt de slagader door in de kogel. Daar is de
polsslag ook voelbaar, net als op de kroonrand. Je wijs- en middelvinger
samen zijn het gevoeligst. Leg ze vlak op de slagader en laat ze enkele
seconden zo liggen. Tel de hoeveelheid slagen gedurende 15 seconden en
vermenigvuldig dat getal met vier. Zo weet je het aantal slagen per minuut.

WAT ZIJN DE BCS EN DE CNS?

BCS staat voor 'Body Condition Score'. Het is een beoordelingssysteem dat
de dierenarts kan gebruiken om de lichaamsconditie van paarden in te delen. Een uitslag van één of twee is voor te magere paarden, drie en vier zijn
redelijk en goed, vijf en zes is vooral voor insulineresistente paarden slecht
nieuws. Het betekent dat ze te dik zijn.

CNS staat voor 'Cresty Neck Score'. Het is een beoordelingssysteem om de
halsomvang en daarmee overgewicht van paarden in te delen. Het is een
schaal van zes punten waarbij een uitslag van vier en hoger niet goed zijn.

HOE MEET IK DE HALSOMVANG VAN MIJN PAARD?

De halsomvang geeft aan of je paard goed reageert op voedingsaanpassin-
gen, meer beweging of bepaalde supplementen. Het is daarom handig als je
zelf de halsomvang kunt meten. Meet met een flexibel kleermakersmeetlint
in het midden van de hals, tussen kruin en schoft. De hals moet ontspannen
zijn, terwijl het hoofd omhoog is. Schrijf de uitkomsten na elke meting op.
Zo zie je of er veranderingen zijn. Een toename van de halsomvang is namelijk ook een goede voorspeller van het risico dat er een nieuwe hoefbevangenheid aankomt. Als je dit ziet gebeuren, kun je hopelijk bijtijds iets doen.

HOE STELT DE DIERENARTS DE DIAGNOSE?

De diagnose zal ten minste twee van de volgende onderdelen bevatten:
- Anamnese: het in kaart brengen van de voorgeschiedenis en omstandigheden van de ziekte. De dierenarts zal je veel vragen stellen.
- Klinisch onderzoek: zo veel mogelijk klinische verschijnselen vaststellen. Denk aan temperatuur opnemen, pols- en ademhalingsfrequentie meten, maar ook de visiteertang gebruiken en monsteren.
- Beeldvormend onderzoek: o.a. röntgenfoto's en thermografische foto's.
- Differentiële diagnose: methode om een ziekte vast te stellen door andere aandoeningen, die vergelijkbare klinische verschijnselen hebben, uit te sluiten. Bloedonderzoek is hier een belangrijk onderdeel van.

WAT IS DE SCHAAL VAN OBEL?

Dit is een classificatiesysteem om de mate van kreupelheid in te delen. De schaal loopt van 0 tot 4, waarbij alleen Obel 0 staat voor 'alle beweging is probleemloos'. Hoe hoger de score, hoe kreupeler het paard is. De dierenarts en de hoefverzorger kunnen dit systeem gebruiken om de voortgang van de genezing in kaart te brengen. Een paard dat van Obel 4 naar Obel 3 gaat, is aan de beterende hand (of beterende hoef, in dit geval).

De indeling is als volgt:
0. Alle beweging is probleemloos.
1. Licht weven of beurtelings de hoeven optillen.
   Wat verkorte, stijve beweging in draf.
2. Stijve beweging is ook in stap zichtbaar.
   Hoeven kunnen nog probleemloos opgetild worden.
3. Paard toont weigerachtig gedrag bij beweging en optillen
   van de hoeven.
4. Paard weigert te bewegen.

WAAROM GEBRUIKT DE DIERENARTS EEN VISITEERTANG? KAN DE HOEFVERZORGER DIT OOK DOEN?

Met een visiteertang kan gevoeligheid in de hoef aangetoond worden door druk uit te oefenen op bepaalde gebieden in de hoef. De dierenarts gebruikt de tang als onderdeel van het klinisch onderzoek. Het ziet er gemakkelijk uit, maar vraagt toch om ervaring in zowel het gebruik van de tang als het interpreteren van de reactie van het paard. De visiteertang hoort daarom thuis in de handen van een dierenarts en niet in die van de hoefverzorger.

MOET IK RÖNTGENFOTO'S LATEN MAKEN? WAAR LAAT IK DAT DOEN EN WAT KOST HET?

Röntgenfoto's zijn nuttig:
- Om de ernst van de hoefbevangenheid vast te stellen en de fase waarin de ziekte is. Zo zijn hoefbeenkanteling of een zinker goed zichtbaar te maken, net als een hoedenrand (zie p. 30).
- Om eventuele sporen te zien van een oude hoefbevangenheid.
- Om de voortgang van het genezingsproces te bekijken.

De kosten kunnen per kliniek aardig verschillen. Gemiddeld kost een röntgenfoto veertig euro. Houd er rekening mee dat de dierenarts soms verschillende foto's wil hebben: van verschillende kanten, belast en onbelast. Het nemen van foto's kan op de kliniek gebeuren of bij jou op locatie. In dat geval komen er voorrijkosten bij. Vraag van tevoren wat het gaat kosten, zodat je niet voor verrassingen komt te staan.

WAT IS EEN THERMOGRAFISCHE FOTO?

Met thermografie kan warmte-uitstraling van het lichaam in beeld worden gebracht. Met deze techniek kunnen we processen als doorbloeding en ontstekingen in kaart brengen. Het nemen van een goede thermografische foto vraagt veel ervaring van de fotograaf. Een beetje koude tocht kan de uitkomst al vertekenen. Ook de interpretatie van de foto is niet altijd eenvoudig.

Wat gevonden wordt is namelijk niet altijd belangrijk voor de diagnose. Thermografie is een handig aanvullend middel om de diagnose te stellen, maar overschat het niet.

WELK BLOEDONDERZOEK GAAT DE DIERENARTS DOEN?

Een bloedonderzoek is een goed startpunt als voor de hand liggende oorzaken, zoals het leegsmikkelen van een voerton, zijn uitgesloten. Het geeft duidelijke en feitelijke informatie over:

- Hormoon- en bloedsuikerspiegels.
  Insuline, glucose, cortisol en ACTH worden gemeten om EMS of PPID vast te stellen of uit te sluiten.
- Vitamine- en mineralentekorten of –overschotten.
  Wat betreft mineralen is bloedonderzoek niet altijd zaligmakend, sommige tekorten zijn niet in het bloed te zien.
- Verminderde lever- of nierfunctie.
- Bloedvervetting (zie p. 35).
- Uitdroging.

Het is een goed idee om na een paar maanden het bloedonderzoek opnieuw uit te laten voeren. De dierenarts doet dan dezelfde testen, onder dezelfde omstandigheden als de eerste keer. De resultaten zijn zo vergelijkbaar en laten zien of er sprake is van verbetering of niet.

WAT ZIJN REFERENTIE- OF NORMAALWAARDEN?

Bij bloedonderzoeken gebruiken we referentiewaarden. Dit zijn twee uiterste waarden waarbinnen de uitkomsten aanvaardbaar of normaal zijn. We noemen ze daarom ook normaalwaarden. Het overgrote deel van de gezonde paarden valt binnen die waarden. Als bloedonderzoek een uitkomst geeft die buiten die waarden valt (zowel hoger als lager), dan zal de dierenarts daarin aanleiding zien om zijn vermoeden dat hij door de anamnese en het klinisch onderzoek had gekregen, bevestigd te zien. Ligt de uitkomst binnen de normaalwaarden, dan kan hij verder zoeken. Liggen alle uitkomsten binnen de normaalwaarden, dan zal dit zijn vermoeden ontkrachten.

KAN HET NIET IETS ANDERS ZIJN?

Er zijn hoefproblemen die klachten geven die aan hoefbevangenheid kunnen doen denken, vooral als deze in beide voorhoeven tegelijk optreden:

- Hoefkatrolontsteking
- Zoolkneuzing, -abces
- Vergevorderde witte lijn-ziekte (zie p. 123)
- Hoornzuil (abnormale hoorngroei aan de binnenkant van de hoefwand)
- Hoefgewrichtsontsteking (artritis)
- Artrose
- Cystes in het hoef- of straalbeen
- Hoefbeenbreuk

Dan zijn er nog ziektes die stijfheid en tegenzin om te bewegen laten zien, zoals we die ook bij hoefbevangenheid kennen. Dit zijn tetanus, rabiës (hondsdolheid), spierbevangenheid (maandagziekte), longontsteking en pijn in de buik (bijv. een chronisch ontstoken of geïrriteerde blindedarm).

BEHANDELING

IS HOEFBEVANGENHEID TE GENEZEN?

Weet je nog dat we zeiden dat hoefbevangenheid zelf niet echt een ziekte is, maar een teken dat er ergens anders in het paardenlichaam iets mis is? Of hoefbevangenheid te genezen is hangt er dus vanaf of we kunnen ontdekken welk probleem eraan ten grondslag ligt en of we dat kunnen oplossen. Soms is dat gemakkelijk. Je paard breekt uit het weiland en eet zijn buik rond aan een berg appels onder een appelboom bij de buurman. De grote hoeveelheid suikers daarin veroorzaakt de hoefbevangenheid. Voortaan even zorgen dat dit niet meer kan gebeuren. In andere gevallen ligt het niet zo simpel. De onderliggende kwaal kan ongeneeslijk zijn, zoals PPID. Je bent dan aangewezen op medicijnen, voedingsaanpassingen en het behandelen van complicaties, zoals hoefabcessen.

Je zult altijd een revalidatieprogramma moeten inzetten. Het succes daarvan hangt voor een groot deel af van de ernst van de oorspronkelijke hoefbevangenheid. De vakkundigheid van je dierenarts en je hoefverzorger spelen ook een grote rol. Niet in de laatste plaats komt het neer op jou. In hoeverre ben je bereid om verbeteringen door te voeren in de leefomstandigheden van je paard? Voeding, huisvesting en beweging moeten meestal aangepakt worden. Heb je daar de tijd, het geld en de mogelijkheden voor?

Kort samengevat kunnen we zeggen dat er een goede kans is dat hoefbevangenheid volledig geneest als je er op tijd bij bent, de oorzaak gevonden en zo veel mogelijk weggenomen is, de schade aan de hoeven niet te groot is, de hoeven goed en regelmatig bekapt worden en jij op alle vlakken aan de slag gaat om de leefomstandigheden van je paard te perfectioneren.

WAT MOET IK DOEN ALS IK DENK DAT MIJN PAARD HOEFBEVANGEN IS?

Stap 1: Bel de dierenarts.
Stap 2 en verder:
- Haal je paard van het weiland af. Zet hem in de paddock of rijbak.
- Zorg dat hij comfortabel kan liggen.
- Koel de hoeven en onderbenen (zie p. 60).
- Zorg voor schoon drinkwater.
- Geef grofstengelig hooi, het liefst geweekt in warm water (zie p. 62).
- Geef geen voedsel dat veel suiker of zetmeel bevat; ook geen handje graan of een half appeltje.
- Zorg voor een liksteen. Geef eventueel dagelijks twee eetlepels jodium-zout.
- Geef magnesium om de insulinegevoeligheid te verhogen (zie p. 73). Als later blijkt dat je paard niet insulineresistent is, dan is het geven van magnesium niet slecht voor het paard, tenzij hij nierproblemen heeft.
- Bel een hoefverzorger om de hoeven goed te bekappen en zo nodig eerst de ijzers eronder vandaan te halen.
- Een hoefsmid die met ijzers op de proppen komt, de hoefwand niet in wil korten, de hielen van de hoef wil verhogen of andere ouderwetse oplossingen biedt, kun je het beste bij je paard uit de buurt houden.
- Maak noodzooltjes (zie p. 60) of gebruik hoefschoenen.
- Overleg met je dierenarts over pijnstilling.

MOET MIJN PAARD NAAR DE KLINIEK?

Afhankelijk van hoe erg je paard eraan toe is, kan het zijn dat de dierenarts je paard in de kliniek wil behandelen. Paarden die zo zwaar hoefbevangen zijn dat ze niet lang kunnen staan of zelfs helemaal niet meer overeind komen, zijn beter af in de kliniek dan thuis. Dit is vooral zo als er ernstige complicaties zijn zoals een zoolperforatie of ontschoening. Een paard met zulke problemen heeft meer zorg en toezicht op het genezingsproces nodig dan je buiten een kliniek kunt bieden.

IS STALRUST NODIG?

Stalrust is bijna nooit een oplossing. Het is zelfs vaak een van de oorzaken. Je paard kan op stal niet voldoende bewegen. Hierdoor worden de hoeven niet goed doorbloed. Dan komt er nog de stress bij met zijn negatieve effecten. Zet je paard dus in de acute fase van hoefbevangenheid in een paddock of rijbak. Is dit er niet, dan is soms met schriklint op het erf een tijdelijke oplossing te maken. Als dit allemaal niet mogelijk is, kun je misschien een paar stallen samentrekken tot een loopstal.

Maar... doe dit niet als hij er zo erg aan toe is dat elke beweging hem pijn doet. Overleg met je dierenarts over hoe jullie pijnstilling kunnen inzetten. Overleg met je hoefverzorger over hoefschoenen. Er bestaan therapeutische hoefschoenen die speciaal voor dit doel gemaakt zijn. Later in dit boek gaan we het nog over hoefschoenen hebben. Natuurlijk zijn er ook situaties waarin stalrust belangrijker is voor herstel van het onderliggende probleem. Overleg met je dierenarts hoe deze stalrust dan tot een minimum beperkt kan worden.

MIJN PAARD LIGT ZÓ VEEL DAT HIJ DOORLIGPLEKKEN KRIJGT. WAT MOET IK DOEN?

Breng een dikke laag bodembedekking aan. Bij voorkeur ligt je paard op 30 centimeter stro of zaagsel met een toplaag van veenmos. Houd de plek waar hij ligt goed schoon. Haal vuile bodembedekking, urine en mest direct weg. Schud de bodembedekking een paar keer per dag op. Zorg dat de omgevingstemperatuur laag is. Een liggend paard kan zijn hitte moeilijk kwijtraken, zeker als hij koorts heeft. Als het paard minder zweet, is het risico op het ontstaan van doorligwonden kleiner. Elke 2 tot 3 uur moet je je paard helpen om van positie te veranderen. Probeer hem zo veel mogelijk in borstligging te houden. Ontstaan er toch drukplekken, maak deze dan schoon en smeer ze in met een vette, niet geparfumeerde huidzalf. Als het zo ver komt dat je deze zorg moet bieden, moet je ook aan je dierenarts vragen of je paard niet beter af is in de kliniek.

WAT IS KOUDETHERAPIE?

Je kunt koudetherapie als EHBO-maatregel toe passen. Het vertraagt de ontwikkeling van de ziekte doordat de stofwisseling in de cellen van de vleeslamellen omlaag gaat. Het vermindert ook ontstekingen en pijn.

HOE KAN IK DE HOEVEN KOELEN?

Koelen met een tuinslang, gel-packs of koelende zalf werkt niet goed genoeg. Zet je paard met zijn hoeven in emmers of spoelschoenen met ijswater (ijsblokjes of ijsgruis uit de vriezer). Hoe dieper hij erin staat, hoe beter. Vervang het water als het opgewarmd is of voeg geregeld ijs toe om de temperatuur laag te houden. Een ondergrens van 2 graden Celsius gedurende minimaal 24 en maximaal 72 uur is veilig. In overleg met je dierenarts kun je langer dan 72 uur koelen.

HOE MAAK IK NOODZOOLTJES?

Uit een kniematje voor de tuin kun je snel gemakkelijk noodzooltjes maken om de pijnlijke hoeven van je paard tijdelijk te beschermen:

- Zorg dat de hoef schoon, droog en liefst goed bekapt is.
- Zet de hoef op een kniematje van twee centimeter dik.
- Met een stift teken je de omtrek van de hoef op het matje.
- Snij of knip het uit.
- Til de hoef op en druk het zooltje tegen de onderkant van de hoef. Gebruik duct-tape om het vast te plakken. Eerst een strook onderlangs, dus van de zijkant van de hoef, onder het noodzooltje langs naar de andere zijkant van de hoef.
- Leg een verbandgaasje tegen de hoefballen om deze te beschermen tegen de lijm van de duct-tape. Nu omwikkel je de hoef en het zooltje met tape.

MOET IK DE BLOEDCIRCULATIE IN DE HOEVEN BEVORDEREN?

Als je paard opeens bevangen staat moet je de doorbloeding niet bevorderen. Het koelen van de hoeven, waar we het net over hadden, zorgt er zelfs voor dat de doorbloeding vermindert. In het begin van de acute fase, als je nog niet precies weet wat de oorzaak is, kan het namelijk zijn dat de hoefbevangenheid komt door te veel enzymen in het bloed die het basale membraan aantasten. Door de circulatie te bevorderen zou je de aanvoer hiervan vergroten en dus het probleem alleen maar groter maken.

Zodra je dierenarts groen licht geeft, is het stimuleren van de doorbloeding wel een goed idee. Het zorgt voor de aanvoer van zuurstofrijk bloed vol voedingsstoffen en de afvoer van koolzuurrijk bloed en afvalstoffen. Dit is nodig om de weefsels in de hoef goed en snel te laten herstellen.

HOE DOE IK DAT?

Beweging is nog altijd de beste manier om de doorbloeding te verhogen. Laat je paard voorzichtig (!) bewegen zodra de dierenarts of de hoefverzorger zegt dat dit kan. Gebruik hierbij liefst hoefschoenen met zachte inlegzooltjes en zorg ervoor dat je paard goed bekapt is.

De dierenarts kan bloedvatverwijdende medicijnen voorschrijven, zoals acepromazine of pentoxifylline. Van sommige planten wordt gezegd dat ze de doorbloeding verhogen. Dit zijn o.a. brandnetel, duizendblad, kleefkruid en onsterfelijkheidskruid (jiaogulan). Er bestaan ook druppeltjes met stoffen uit deze en andere planten erin die de doorbloeding moeten bevorderen. Hoe goed dit echt werkt is de vraag. Verder kun je de kroonrand van de hoef masseren met een mengsel van 100 ml. jojoba-olie en tien druppels rozemarijnolie. Je moet hier geen wonderen van verwachten, maar alle kleine beetje helpen.

MOET IK HOOI WEKEN? HOE DOE IK DAT?

Heb je geen arm hooi (minder dan 10% koolhydraten), dan kun je je hooi weken en spoelen. Zo kun je in een uur tijd ongeveer de helft van de snelle suikers en fructaan (de water-oplosbare koolhydraten of WOK, zie p. 38) uit
het hooi krijgen. Spoelen in meer of vers water zorgt voor nog meer uitspoe-
ling. Warm water spoelt nog eens twee keer sneller dan koud water. Jammer genoeg verwijdert het ook belangrijke mineralen en vitaminen. Tussen
15 en 30 minuten weken geeft de beste verhouding tussen uitgespoelde
WOK en behoud van mineralen en vitaminen. Het gebruik van een breedspectrum supplement (balancer, zie p. 94) is aan te raden. Je kunt weken
in een grote teil of een kruiwagen. Week niet meer hooi dan het paard in een
dag op kan. Nat hooi kan makkelijk gaan schimmelen. Het water gooi je na
het weken weg.

LUSTEN PAARDEN WEL NAT HOOI?

Je paard zal in het begin niet razend enthousiast zijn, maar na een tijdje zal
hij er toch aan beginnen. Als je honger hebt, smaken rauwe bonen zoet. Als
hij het echt niet blieft, kun je het mengen met bietenpulp of een beetje droog
hooi. Dat bouw je dan langzaam af.

MOET IK IN DE WINTER HET HOOI OOK NOG WEKEN?

Zolang je niet weet hoeveel koolhydraten er in het hooi zitten kun je
beter het zekere voor het onzekere nemen. Het hooi kan geoogst zijn op
een moment dat het gras bomvol suikers zat. Die zitten nu in het hooi.
Vooral bij hooi van de eerste snede is die kans groot.

KAN IK VOORDROOG OF BIETENPULP OOK WEKEN?

Bietenpulp kun je prima weken. Voordroog mag niet geweekt worden. Er
kan een tweede vergistingsproces beginnen. Hierdoor krijg je veel ongewenste bacteriën. Omdat voordroog al minder WOK bevat dan hooi, is het
trouwens ook niet nodig.

HOE WEET IK OF MIJN PAARD OVERGEWICHT HEEFT EN HOEVEEL?

Een hoge BCS (zie p. 52) is een goede aanwijzing dat je paard te zwaar is. Er zijn vetophopingen te zien, hij heeft een 'speknek', een richel of zelfs een diepe groef in de rug, de ribben en de heupbotten zijn niet meer te voelen.

Onder het motto 'meten is weten' is het handig om te weten hoeveel je paard weegt. Een weegbrug geeft natuurlijk het beste resultaat, maar je kunt ook deze methode gebruiken:

- Meet de borstomvang van je paard vlak achter zijn voorbenen
- Meet zijn lichaamslengte vanaf het borstbeen tot de zitbeenknobbel
- Zijn gewicht is: ((borstomvang x borstomvang) x lichaamslengte) gedeeld door 11.900
- Voorbeeld: borstomvang 170 cm, lengte 210 cm
  ((170 x 170) x 210) / 11900
  De formule heeft een marge van 10%
  Dit paard weegt tussen de 459 en 561 kilo

Het gewicht vaststellen met een meet- en weeglint is het minst nauwkeurig. Gemiddeld zit je er met deze methode ruim 65 kilo naast. Dat kan dus zowel 65 kilo te zwaar als te licht zijn.

Nu moet je zijn gewicht nog vergelijken met wat een normaal gewicht is voor zijn ras. Met een flinke slag om de arm, zijn dit de gewichtsmarges (in kilo's) voor veel voorkomende rassen:

- Falabella: 100 - 200
- Shetlander: 150 - 250
- Welsh, Exmoor, New Forest: 250 - 400
- IJslander: 300 – 450
- Arabier: 400 - 500
- Fjord, Haflinger: 450 - 600
- Warmbloed: 500 - 700
- Fries, Tinker: 500 - 800
- Trekpaard: 700 en zwaarder

HOE LAAT IK MIJN PAARD AFVALLEN?

Zorg voor grofstengelig ruwvoer met weinig niet-structurele koolhydraten en veel voedingsvezels. Neem graasbeperkende maatregelen (zie de vraag 'Hoe zorg ik dat mijn paard niet te veel eet op het weiland?' op p. 99). Omdat dit vaak toch nog lastig vol te houden zijn, is géén gras misschien wel beter. Zeker bij EMS en PPID. Alleen hooi geven dus.

Een goede standaard om de hoeveelheid hooi te bepalen als het om afvallen gaat is 1,5% van hoeveel je paard moet gaan wegen. Dit houd je een maand aan. Daarna ga je naar je 1%. Moet het paard 500 kilo gaan wegen, dan is dat dus eerst 7,5 kilo hooi per dag en daarna 5 kilo.

Zorg voor meer beweging. Dit is zo belangrijk dat je hulp moet inschakelen als je er zelf niet voor kunt zorgen. Zelfs als het paard niet afvalt, verbetert beweging in ieder geval de gevoeligheid voor insuline. Beweging geef je alleen als je paard het aankan, op goed bekapte hoeven en bij voorkeur op hoefschoenen met zachte inlegzooltjes.

Dit klinkt allemaal lekker simpel. In de praktijk pakt het helaas vaak iets lastiger uit. Een paard laten afvallen kost moeite en tijd. Zeker als je paard veel moet afvallen, kun je toch het beste de hulp inroepen van een voedingsdeskundige. Die kan je alles uitleggen over het ideale streefgewicht van je paard, zijn energiebalans, eventuele voedingssupplementen en welke hooisoorten goed zijn en welke niet.

HOE LAAT IK MIJN PAARD VERANTWOORD BEWEGEN?

Je kunt voorzichtig beweging geven door:
- Te wandelen met je paard
- Grondwerk te doen of te spelen
- Sociale interactie met andere paarden te bieden
- Hooiplaatsen, drinkwatervoorziening en liksteen ver van elkaar verwijderd te plaatsen
- Met schriklint een pad te maken in de wei of bak of zelfs een paddock paradise aan te leggen

WAT IS EEN GRAASMASKER?

Een graasmasker is een soort muilkorf die aan het halster wordt vast-
gemaakt. Het kan helpen voorkomen dat je paard het gras tot de wortel
afgraast. Dit is handig omdat het laagste deel van de grasstengel veel
niet-structurele koolhydraten bevat. Het eettempo gaat bij het gebruik
van een graasmasker ook omlaag. Het voedsel komt langzamer en
gelijkmatiger in het spijsverteringskanaal terecht. Zo kan de spijsvertering
rustiger en beter plaatsvinden. Er komen minder pieken in de bloedsuikerspiegel en er gaan minder onverteerde suikers van de dunne naar de dikke
darm. Bovendien kan je paard langer op het weiland blijven waardoor hij
meer beweging krijgt.

WELKE MEDICIJNEN BESTAAN ER TEGEN HOEFBEVANGENHEID?

Het klinkt een beetje flauw, maar er bestaan geen medicijnen tegen hoefbevangenheid omdat het geen ziekte is (zie de vraag 'Is hoefbevangenheid
een hoefziekte?' op p. 18). De dierenarts kan wel een heel arsenaal aan
medicijnen tevoorschijn trekken om de onderliggende problemen te genezen, de ontwikkeling van de hoefbevangenheid te remmen of complicaties
te behandelen. Het valt buiten het bestek van dit boek om hier heel diep op
in te gaan. Wil je er veel meer over weten, lees dan het boek 'Hoefbevangenheid : begrijpen, genezen, voorkomen'. We zullen hier kort een paar soorten
medicijnen bespreken.

PIJNSTILLENDE EN ONTSTEKINGSREMMENDE MEDICIJNEN

De meeste pijnstillende medicijnen zijn ook ontstekingsremmend. Het zijn
NSAID's (Niet-Steroïde Anti-Inflammatoire Drugs). Een bekend middel is
fenylbutazon ('buut'). De ontsteking die de dierenarts wil bestrijden is die
van de vleeslamellen.

STOLLINGSREMMENDE MEDICIJNEN

De dierenarts kan een stollingsremmend medicijn voorschrijven om bloedstolsels op te lossen. Die stolsels kunnen het gevolg zijn van spijsverteringsproblemen (zie p. 32), plotselinge voedselveranderingen of gifstoffen in het bloed (p. 34). Schade aan de haarvaatjes zorgt ook voor bloedstolsels. Een veel gebruikt middel is heparine.

VASODILATIEVE MEDICIJNEN

Deze medicijnen moeten de bloedvaten verwijden en zorgen dat de bloed-cellen minder makkelijk aan elkaar kleven. Het uiteindelijke doel is om zo de bloedstolling te verminderen. Daarnaast gaat de bloeddruk iets omlaag door sommige van deze medicijnen. Het is niet bekend of dat effect tot in de vleeslamellen doorwerkt. De beste kans daarop is als het direct in de bloed-vaten wordt gespoten.

BLOEDSUIKERVERLAGENDE MEDICIJNEN

Uit de menselijke geneeskunde zijn bloedsuikerverlagende medicijnen bekend die gebruikt worden bij de behandeling van diabetes type 2, die ook effect hebben bij insulineresistente paarden. Metformine is daar de meest gebruikte van. We zullen het verderop bespreken.

DOPAMINE-AGONISTEN

Bij PPID is er iets mis met de zenuwen die het hormoon dopamine produ-ceren. Dopamine-agonisten binden zich aan de dopamine-receptoren in de hypofyse, bij gebrek aan dopamine die vanuit die zenuwen zou moeten komen. De receptoren doen nu hun werk weer een stuk beter. Op deze manier probeert de dierenarts de aanmaak van ACTH door de hypofyse te beperken (zie p. 34 onder 'PPID'). Paarden die nog niet zo lang PPID heb-ben, kunnen baat hebben bij de dopamine-agonist pergolide (merknaam: Prascend™). Dit middel kan de ziekte niet genezen, maar wel afremmen en soms tot stilstand brengen.

ZIJN PIJNSTILLERS ALTIJD GOED?

Pijnstillende medicijnen onderdrukken de ontstekingspijn. Dit is een nadeel. Je paard kan er meer of anders door gaan bewegen dan goed voor hem is. De lamellenverbinding is al beschadigd en kan door overbelasting nog slechter worden. Ook zijn deze middelen vaak slecht voor de ingewanden. Je paard kan met name last van zijn maag krijgen. Er is wel een nieuwe generatie NSAID's die minder bijwerkingen veroorzaken (suxibuzone en firocoxib).

Tegenover de nadelen staat dat pijn de aanmaak van de hormonen adrenaline, noradrenaline en dopamine stimuleert. Dit zorgt voor een ongewenste verhoging van de bloedsuikerspiegel en vernauwing van bloedvaten. Met pijnstilling kan je paard ook al eerder, voorzichtig bewegen. Dit is goed voor de doorbloeding.

Je moet steeds kiezen tussen wat 'humaan' is en wat 'goed' is voor het paard. Daarbij moet je de pijnstillende werking van dit soort middelen ook niet overschatten. Het is een lastige afweging, maar je ontkomt er meestal niet aan. Het is niet per definitie goed of slecht om pijnstillende medicijnen te gebruiken. Het uitgangspunt moet zijn: niet geven, tenzij dit de genezing in de weg staat. Overleg goed met je dierenarts over dit onderwerp.

ZIJN ONTSTEKINGSREMMERS NODIG?

Bij hormoongerelateerde en traumatische hoefbevangenheid spelen ontstekingen nauwelijks een rol. In sommige gevallen ontsteken de vleeslamellen als ze beschadigd raken. Ontstekingsremmende medicijnen vallen in dat geval vooral onder symptoombestrijding. Dit is op zichzelf niet verkeerd. Het ontstekingsvocht geeft namelijk een zwelling die bijdraagt aan het verbreken van de lamellenverbinding. Bovendien leidt een ontsteking tot de vorming van bloedstolsels. Bij SIRS-gerelateerde hoefbevangenheid is er sprake van ontstekingen in het lichaam. Ontstekingsremmers hebben dan een belangrijkere plaats in de behandeling.

MOET IK MAAGBESCHERMERS GEVEN?

Eén van de mogelijke bijwerkingen van de eerste generatie NSAID's is een maagzweer. Met een middel dat de maagwand beschermt kun je dit proberen te voorkomen. Vooral bij het gebruik van fenylbutazon ('buut'), flunixine en ketoprofen is dit aan te raden. Er zijn ook NSAID's op de markt die minder bijwerkingen veroorzaken. Maagproblemen komen bij het gebruik hiervan minder vaak voor. Deze middelen zijn de al eerder genoemde suxibuzone en firocoxib.

ZIJN STOLLINGSREMMENDE MEDICIJNEN NODIG?

Als je een bericht op Facebook zet dat je paard hoefbevangen is, krijg je een berg adviezen. Onder andere stollingsremmende medicijnen en remedies worden vaak aangeraden. Heparine en aspirine of wilgentakken en kurkuma, als je niet zo dol bent op pilletjes en poeders. Dat is opmerkelijk, want bij hormoongerelateerde hoefbevangenheid is er geen sprake van stollingsproblemen als oorzaak. Er zijn wel bloedstolsels, maar die zijn een reactie op weefselschade. Omdat dit de meest voorkomende vorm van hoefbevangenheid is (90%), kun je je afvragen of je gelijk naar stollingsremmende medicijnen moet grijpen. Er zijn namelijk ook nadelen. Bij chronische hoefbevangenheid drukt het hoefbeen van binnenuit tegen de zool. Dit kan bloedvaatjes beschadigen. Gebruik je stollingsremmers, dan ontstaan er mogelijk bloeduitstortingen.

Bij SIRS-gerelateerde hoefbevangenheid zijn bloedstolsels wel een oorzaak (zie p. 22). Door stollingsremmers in een vroeg stadium te gebruiken, kan de schade later in het ziekteproces beperkt blijven. Van traumatische hoefbevangenheid weten we nog niet welke rol bloedstolsels spelen. Zonder de oorzaak en dus de soort hoefbevangenheid te kennen, kun je daarom niet 1, 2, 3 zeggen of je deze middelen moet gebruiken. De adviezen op Facebook zijn goedbedoeld, maar de aangewezen persoon om te beslissen of er stollingsremmende medicijnen gebruikt moeten worden is de dierenarts.

Nog even dit: stollingsremmende medicijnen worden vaak bloedverdunners genoemd. Door de stolling van het bloed te remmen zal een oppervlakkige wond inderdaad langer blijven bloeden. Hieruit is het idee ontstaan dat het bloed dunner zou zijn. Dit is niet het geval.

WAAROM SCHRIJFT DE DIERENARTS ASPIRINE VOOR?

Aspirine is een stollingsremmend medicijn. Het werkt maar kort doordat het paardenlichaam het slecht opneemt en dan snel afbreekt. Aspirine wordt ook gebruikt als ontstekingsremmer, terwijl het de zwakste ontstekingsremmende werking van alle NSAID's heeft. Ook voor koortsverlaging en pijnstilling zijn er betere medicijnen beschikbaar dan aspirine. In het geval van een hoefbeenkanteling of een zinker moet je aspirine al helemaal niet gebruiken. We herhalen het voor de zekerheid nog eens: de scherpe rand van het hoefbeen kan de bloedvaten in de zoollederhuid beschadigen. De stollingsremmende werking van aspirine leidt dan mogelijk tot bloeduitstortingen.

KAN EEN PAARD OOK PARACETAMOL SLIKKEN?

Onderzoekers denken tegenwoordig dat paracetamol ook als pijnstiller en koortsverlager bij paarden gebruikt kan worden. Omdat er nog weinig wetenschappelijk onderzoek naar gedaan is, zal je dierenarts het óf nog niet gebruiken óf er erg voorzichtig mee zijn. Overdosering kan namelijk leiden tot leverschade. Paarden met een verminderde leverfunctie moeten daarom zeker niet behandeld moeten worden met paracetamol.

WAT ZIJN DE BIJWERKINGEN VAN PERGOLIDE?

Pergolide (Prascend™, zie p. 66 onder 'Dopamine-agonisten') is lastig nauwkeurig te doseren. Overdosering kan makkelijk voorkomen. Ongeveer een op de tien paarden verliest hierdoor zijn eetlust of laat tekenen van depressie zien als je begint met de aanbevolen dosering. Dit wordt de 'pergolide-sluier' genoemd. Het beste stop je een paar dagen met het middel. Daarna begin je met een lagere dosis. Vervolgens bouw je weer langzaam op. Doe dit alleen in overleg met je dierenarts. Diarree, koliek en agressie zijn ook bekend als bijverschijnselen.

ZIJN ER GEEN PLANTAARDIGE ALTERNATIEVEN VOOR PERGOLIDE?

Je leest veel over monnikspeper als kruid bij de behandeling van PPID. Wetenschappelijke onderzoeken spreken elkaar tegen over of deze plant helpt of niet. Sommige onderzoeken tonen positieve effecten aan met betrekking tot vachtproblemen, zweten, veel drinken en plassen. Verminde-ring van adipositas (zie p. 37) wordt ook genoemd. Andere onderzoeken laten zien dat deze positieve effecten juist niet bestaan. Sommige paarden-eigenaren zweren erbij, anderen zien geen enkel effect. Wie er ook gelijk heeft, monnikspeper zal zeker niet de hoeveelheid ACTH in het bloed laten dalen. Een lagere kans op hoefbevangenheid is ook nog niet onomstote-lijk aangetoond. Monnikspeper is daardoor dus geen serieus alternatief voor pergolide.

MIJN DIERENARTS HEEFT HET OVER METFORMINE. WAT IS DAT?

Dit medicijn remt o.a. de opname van suiker in de dunne darm waardoor het bloedsuikerniveau omlaag gaat. Dit is goed voor paarden met hormo-nale problemen. Alleen gaat die suiker nu door naar de dikke darm. We weten nog niet precies wat daar het effect van is. Het kan goed zijn dat er nu verzuring en bacteriesterfte optreedt, zoals omschreven op pagina 32 onder 'Spijsverteringsproblemen'. Krijgt je paard nu met SIRS-gerelateer-de hoefbevangenheid te maken, dan komt hij dus van de regen in de drup. Gelukkig zijn dierenartsen terughoudend met het gebruik van metformine. Ze zullen de nadruk leggen op het belang van afvallen, voedingsaanpassin-gen en beweging.

MIJN PAARD MOET IN HET GIPS. WAT BETEKENT DAT?

De hoef kan, vooral in de acute fase of in het geval van een zinker, in het gips of kunststof gezet worden. Hiermee probeert de dierenarts of de hoefverzorger de krachtverdeling in de hoef te verbeteren, gevoeligheid te verminderen of verdere hoefbeenkanteling te voorkomen. Soms brengt hij eerst ondersteunend materiaal aan om de onderkant van de hoef nog beter te beschermen.

Fixatie, zoals gipsen officieel heet, moet gedaan worden door iemand die hier veel ervaring mee heeft. Er bestaan namelijk nogal wat nadelen. Het hoefmechanisme wordt beperkt. Verkeerd aangebracht gips kan de bloed-toevoer afknellen. Sommige materialen die gebruikt worden voor fixatie zijn niet ademend. Dit kan schimmelvorming veroorzaken. Er bestaat een risico op huidinfectie.

WAT IS EEN PEESSNEDE?

Bij een peessnede (ook: tenotomie) snijdt de veterinaire chirurg de diepe buigpees door. Deze ingreep doet hij om de trekkracht die de pees op het hoefbeen uitoefent, weg te nemen en daarmee hoefbeenkanteling op te heffen. Alleen is de trekkracht van de diepe buigpees niet de hoofdoorzaak van de hoefbeenkanteling. De belangrijkste oorzaak is dat de lamellen-verbinding, samen met de strekpees, geen tegenkracht kan bieden aan de neerwaartse druk van het lichaamsgewicht van het paard.

Meestal wordt deze methode in een laat stadium van de hoefbevangenheid gebruikt en moet dan eigenlijk alleen nog de levensduur van het paard rekken. Of dat opweegt tegen de waslijst aan mogelijke complicaties is de vraag. Zwellingen, pijn, botontsteking, bindweefselwoekeringen, artrose, gewrichtsmisvormingen en blijvende peessamentrekking kunnen als com-plicaties optreden. Er is veel en vaak lange nazorg nodig.

WAT IS EEN RESECTIE?

Bij een resectie wordt er een deel van de hoefwand weggehaald. De hoefsmid doet dit in de eerste plaats om druk weg te nemen en de bloedcirculatie te verbeteren. Zo wil hij de hoefgroei beter laten verlopen. Dit moet
alleen gedaan worden als de dierenarts of de hoefsmid van een kliniek
echt geen andere mogelijkheid ziet. De kans op ontstekingen, abcessen
of weefselwoekeringen is namelijk aanwezig. Ook komt er te veel druk op
de rest van de hoefwand. Als de lamellenverbinding rondom de hoef slecht
is, verleg je het probleem alleen maar. De kans op hoefbeenkanteling of
een zinker wordt groter. Het wegnemen van druk en het verbeteren van de
bloedcirculatie kan in de meeste gevallen ook gedaan worden door bij het
bekappen de teen af te schuinen en hoefschoenen te gebruiken.

MOET IK SUPPLEMENTEN GEVEN?

Om de genezing te ondersteunen of om een nieuwe hoefbevangenheid te
voorkomen kan het handig zijn gebruik te maken van supplementen. Het
aanbod is enorm. Nut en noodzaak van sommige middelen is twijfelachtig.
Van bepaalde stoffen is zelfs niet bekend of ze niet een tegengesteld effect
hebben. Supplementen die hoefgroei moeten bevorderen zijn in de eerste
fasen van hoefbevangenheid niet van belang.

Voordat je supplementen gaat geven moet je eerst weten welke vitaminen
en mineralen je paard tekortkomt. Een bloedonderzoek kan daarbij helpen,
al is dit niet altijd 100% betrouwbaar. Belangrijke aanvullende informatie
haal je daarom uit een voedingsanalyse. Als je weet wat je paard te weinig
binnenkrijgt via zijn voeding, weet je wat je aan moet vullen. Iets minder
nauwkeurig is uitgaan van gemiddelde waarden van het ruwvoer. Door de
ruime marges van mineralen zul je niet snel overdoseren.

Je moet weten dat een groot overschot van bepaalde vitaminen of mineralen
even schadelijk kan zijn als een tekort. Geef geen supplementen als niet
duidelijk is dat het paard hier echt een tekort aan heeft. Ga vooral niet zelf
experimenteren met supplementen, maar maak gebruik van de kennis, het
inzicht en de ervaring van een dierenarts of voedingsdeskundige.

MOET IK MAGNESIUM GEVEN?

Magnesium verhoogt de gevoeligheid van de lichaamscellen voor insuline. Tenminste, daar gaan we van uit. Bij mensen en ratten is dat namelijk aangetoond, maar bij paarden nog niet. Er is zelfs een onderzoek dat laat zien dat het niet zo is. Toch is er zoveel anekdotisch bewijs (zie 'Behandeling X werkt erg goed bij mijn paard' op p. 83) dat het een goed idee is om je hoefbevangen paard magnesium te geven. Uiteraard is dit alleen zo als hij ook echt insulineresistent is.

Als EHBO-maatregel geef je magnesium ook als je de oorzaak van de hoefbevangenheid nog niet kent. Als later blijkt dat je paard niet insulineresistent is, dan is het geven van magnesium niet slecht voor het paard, tenzij hij nierproblemen heeft. Blijkt het om SIRS-gerelateerde of traumatische hoefbevangenheid te gaan, dan stop je er weer mee.

WELKE SOORT MAGNESIUM MOET IK DAN GEVEN?

Er bestaan verschillende magnesiumverbindingen. Magnesiumchelaat en magnesiumcitraat worden het best opgenomen door het paardenlichaam. Magnesiumoxide is lekker goedkoop, maar wordt slecht opgenomen en werkt laxerend. Andere verbindingen bevatten heel weinig magnesium, worden nog slechter opgenomen of kunnen zenuwschade veroorzaken.

MOET IK KOPER, ZINK OF MANGAAN GEVEN?

De ideale verhouding tussen ijzer, koper, zink en mangaan is 4:1:3:3. Raakt deze balans verstoord, dan kan je paard te maken krijgen met slechte hoeven. Denk hierbij aan onverklaarbare hoefbevangenheid, steeds terugkerende abcessen, rotstraal en dunne zolen. Ga niet in het wilde weg deze mineralen supplementeren. Geef je te veel van één ervan, dan raakt de boel nog meer uit balans en gaat het van kwaad tot erger. Vraag een voedingsdeskundige om advies.

WAT IS SUPPLEMENT X?

Er zijn tegenwoordig veel samengestelde supplementen en vitaminen- en mineralenbalancers op de markt. Zij moeten zorgen voor de aanvulling van voedingsstoffen of je zou ze gericht moeten geven om de insulinegevoeligheid te verhogen, bloedsuiker te verlagen, ontstekingen te remmen of de doorbloeding te bevorderen. Ingrediënten die we in deze producten vaak tegenkomen zijn:

- Mineralen: magnesium, koper, zink, mangaan, zwavel, selenium
- Vitaminen: A, B (vooral B1), D, E en H/biotine
- Amino- en vetzuren: methionine en lysine, omega-3
- Kruiden: duivelsklauw, fenegriek, ginkgo biloba, knoflook, kurkuma, onsterfelijkheidskruid, rozenbottel

Van al deze stoffen en planten bestaan er onderzoeksgegevens die bewijzen of veronderstellen dat ze iets goeds kunnen doen voor een hoefbevangen paard of een paard dat dit zou kunnen worden (EMS of PPID). Of ze dat in deze samenstelling, hoeveelheid en manier van toedienen doen, is daarmee niet gezegd. Er is vooral ook veel anekdotisch bewijs (tevreden gebruikers). Of dit ene potje of zakje dat je op het oog hebt jouw paard kan helpen, is niet zomaar te zeggen. Het hangt o.a. af van wat de onderliggende oorzaak er is en welke soort hoefbevangenheid je paard heeft (zie p. 21). In het algemeen kun je deze middelen veilig uitproberen. Heb je twijfels, overleg dan met een voedingsdeskundige, je dierenarts of een fytotherapeut. Een paar tips: let op dat er geen suiker in deze middelen zit. Onthoud ook dat er geen wondermiddelen bestaan die hoefbevangenheid of het onderliggende probleem kunnen oplossen. En laat je niet gek maken door woorden als 'natuurlijk', 'plantaardig', 'gebalanceerd' en 'volledig'.

KAN IK DE GENEZING ONDERSTEUNEN MET KRUIDEN?

Wat bij de vorige vraag geschreven staat over supplementen, gaat ook op voor kruiden. Bepaalde planten, zoals gember, kunnen bloedvatverwijdend zijn en een pijnstillende werking hebben. Sommige kruiden hebben een positief effect op de insulinegevoeligheid en de hoeveelheid suiker in het bloed. Psyllium is zo'n plant. Hop bevat een stof die zou kunnen helpen om de snelle deling van bacteriën in de dikke darm tegen te gaan. Handig dus bij een paard met SIRS-gerelateerde hoefbevangenheid. Toch zijn kruiden niet onschuldiger dan chemische middelen. Of de antibiotische stof nu in het laboratorium wordt gemaakt of uit een plant wordt gehaald, verandert niets aan het feit dát je antibiotica geeft. Ook is dosering bij fytotherapie een lastig punt. Je kunt niet zeker weten hoeveel van de werkzame stof er in de plant zit. In een plant zitten bovendien altijd andere stoffen die je onbedoeld mee toedient. Er kan ook een wisselwerking zijn met de medicijnen die je paard krijgt. Ga dus niet in het wilde weg zelf therapeutisch met planten en kruiden aan de slag, maar vraag je dierenarts of een fytotherapeut om advies.

MOET IK BIOTINE GEVEN?

Biotine wordt vaak gegeven om hoefgroei te bevorderen. Ten eerste is een snellere hoefgroei niet belangrijk in het geval van hoefbevangenheid. Ten tweede maken paarden zelf biotine aan in de darmen en halen ze het uit gras. Je zult bij je hoefbevangen paard voorzichtig zijn met gras, maar het is onwaarschijnlijk dat hij dan direct een biotinetekort ontwikkelt. Laat de biotine dus nog maar even in de winkel staan.

WAT ZIJN OMEGA-VETZUREN EN MOET IK DIE GEVEN?

Bloedstolsels worden minder door omega-3-vetzuren en insulineresistentie gaat erdoor omlaag. Ze verlagen de bloeddruk een beetje, waardoor de bleodcirculatie iets daalt. De aanvoer van de enzymen die eiwitten in het basale membraan afbreken gaat hierdoor omlaag, wat goed uitkomt bij SIRS-gerelateerde hoefbevangenheid. Ze gaan ook de aanmaak van een van deze enzymen zelf tegen. De vetzuren zorgen er tegelijkertijd voor dat de bloedvaten minder vernauwen. Hierdoor gaat de doorbloeding juist weer omhoog. Dit is een tegengesteld effect. Omega-3 haalt het paard uit groen gras. In de winter of als je je paard minder laat grazen, is lijnzaad een goede bron. Supplementeren is meestal niet nodig.

ZIJN WILGENTAKKEN GOED?

In wilgentakken zit salicine. Dit is dezelfde stof die in aspirine zit. Paardeneigenaren geven wilgentakken omdat het stollings- en ontstekingsremmend, koorts- en pijnverlagend werkt. Bovenop de nadelen die op pagina 69 beschreven staan, weet je bij wilgentakken niet hoeveel salicine
er in zit en hoeveel ze ervan eten. Salicine is slecht voor de maag. Vergeet
ook niet dat stollingsproblemen bij 90% van de hoefbevangen paarden geen
belangrijke rol spelen. Je kunt wilgentakken wel geven, maar verwacht er
geen wonderen van. Houd in de gaten hoeveel je paard ervan eet en geef
het niet als je paard een hoefbeenkanteling of zinker heeft.

WAT IS DUIVELSKLAUW?

Duivelsklauw is een plantaardig alternatief voor NSAID's. We weten nog niet
zeker hoe het bij langdurig gebruik zit met schadelijke effecten op de maag.
Drachtige merries mogen geen duivelsklauw krijgen omdat het vruchtafdrij-
vend werkt.

HEBBEN PROBIOTICA ZIN?

Het geven van probiotica is het kunstmatig, oraal toevoegen van bacteriën
aan het spijsverteringskanaal. Je kunt dit doen om de zuurgraad en
bacteriehuishouding in de darmen te verbeteren. Er moet wel bij gezegd
worden dat hoewel er veelbelovende resultaten in reageerbuisjes zijn be-
reikt, de gezondheidsvoordelen in levende paarden nog moeilijk te bewijzen zijn. Het is bijvoorbeeld nog maar de vraag of de bacteriën ook echt de
darmen bereiken en niet eerder in de spijsvertering afgebroken worden.
Probiotica kennen nauwelijks bijwerkingen, zijn makkelijk te geven en kosten weinig. Mede hierdoor worden ze steeds vaker gebruikt in de strijd tegen
SIRS-gerelateerde hoefbevangenheid. Bij de twee andere vormen heeft het
geen zin.

APPELAZIJN ZOU GOED ZIJN VOOR MIJN INSULINERESISTENTE PAARD. IS DAT ZO?

Er zijn onderzoeken die de relatie tussen appelazijn en bloedsuiker hebben bekeken. Deze onderzoeken zijn gedaan bij te kleine groepjes paarden en de uitkomsten zijn erg verschillend. Uit een onderzoek bij ratten bleek dat appelazijn het gemiddelde suikergehalte van het bloed verlaagt, maar ratten zijn geen paarden. Andere onderzoeken waren gericht op het verlagen van de bloedsuikerspiegel na de maaltijd. Aan deze onderzoeksresultaten hebben we weinig, want paarden moeten geen maaltijden eten. Bovendien verhoogt azijn de zuurgraad van de darmen met verzuring als resultaat. Dit willen we juist vermijden. Gebruik de appelazijn dus voor het op smaak brengen van je salade, maar voer het niet aan je paard.

IEDEREEN GEBRUIKT CBD-OLIE, LIJKT WEL. KAN MIJN PAARD DAAR IETS AAN HEBBEN?

Cannabidiol (CBD) is een stof die uit hennep wordt gewonnen. CBD wordt in de menselijke geneeskunde steeds vaker therapeutisch gebruikt. Paarden-eigenaren gebruiken de niet-medicinale variant nu ook voor hun hoefbevan-gen paard om de het pijnstillende en ontstekingsremmende werking. Met CBD-olie zeggen ze het gebruik van NSAID's te kunnen verminderen.

De voordelen van CBD voor de behandeling van EMS zouden verminderde ontsteking, lagere insulineresistentie en een betere bloedsuikerspiegel zijn. Let wel: bij mensen en proefdieren. Bij paarden zijn deze effecten nog niet wetenschappelijk aangetoond.

Mensen verdragen CBD-olie in het algemeen goed. Mogelijke bijwerkingen zijn diarree, buikpijn. en een verminderde eetlust. Het is niet bekend of dit bij paarden ook zo is. CBD kan een wisselwerking hebben met medicijnen. Vertel het je dierenarts als je CBD-olie aan je paard wilt geven.

WAT IS MANUELE LYMFEDRAINAGE?

Het lymfestelsel neemt weefselvocht op en voert dit terug naar het bloed-vatenstelsel. Het speelt ook een belangrijke rol in het afweersysteem en bij de afvoer van afvalstoffen. Manuele lymfedrainage (MLD) is een zachte massagetechniek die het lymfestelsel stimuleert. Onderzoek laat zien dat toepassing van MLD in de acute fase van hoefbevangenheid kan zorgen voor sneller herstel en minder schade aan weefsels in de hoef. Dit komt doordat stoffen die betrokken zijn bij ontstekingen sneller worden afgevoerd. Ook stoffen die de insulinegevoeligheid verlagen, worden sneller afgevoerd. Dit is positief voor paarden met EMS. Meer goed nieuws voor deze paarden is dat MLD de suikerstofwisseling verbetert. Manuele lymfedrainage verlaagt de bloeddruk en vermindert ophoping van weefselvloeistof (oedeem), waar-door de druk in de hoefcapsule afneemt. De doorbloeding gaat vooruit en de pijn neemt af.

HELPT ACUPUNCTUUR?

Bij acupunctuur worden er kleine naaldjes in het lichaam gestoken die in moeten werken op blokkades in energiebanen (meridianen). Het zou de positieve effecten van een conventionele behandeling kunnen versterken en de bijwerkingen ervan beperken. Dit o.a. doordat het de pijnstillende stof endorfine in het lichaam vrijmaakt. Ook moet het de doorbloeding verbete-ren en oedeem verminderen. Of het werkt of niet doet niets af aan het feit dat noch de meridianen, noch de veronderstelde energie die daar doorheen stroomt, ooit zijn aangetoond bij paarden. Het is ook interessant om te weten dat er bij mensen onderzoek gedaan is waaruit bleek dat de verhoog-de aanmaak van endorfine onafhankelijk was van de plaats op het lichaam waar het naaldje werd ingebracht. Behandelen op de meridianen leverde geen beter resultaat op. De onderzoekers denken dat de endorfinepiek een reactie is op de pijn die het naaldje doet.

Het wetenschappelijke tijdschrift Journal of Veterinary Internal Medicine kwam in 2006 tot de conclusie dat er geen overtuigend bewijs bestaat om acupunctuur bij gedomesticeerde dieren aan te bevelen of af te wijzen. Na talloze onderzoeken bestaat er dus nog steeds geen doorslaggevend bewijs voor de effectiviteit van acupunctuur, maar ook niet tegen. Je kunt het overwegen als ondersteunende therapie. Als je het doet in plaats van een reguliere behandeling, neem je het risico dat je paard niet de zorg krijgt die het nodig heeft.

HELPT BIORESONANTIE?

Bioresonantie is een pseudowetenschappelijke theorie die uitgaat van onbewezen aannames die in strijd zijn met al onze biologische en fysiologische kennis. Er zijn wat kleinschalige onderzoeken die qua onderzoeksopzet aan alle kanten rammelen, die enig effect laten zien. Als die onderzoeken opnieuw, maar dan methodologisch correct worden uitgevoerd, is het effect niet opnieuw aan te tonen. Het ziet er indrukwekkend uit als er machines tevoorschijn worden getrokken die trillingen en het electromagnetisme van organen moeten meten of beïnvloeden. De kans dat ze je paard gaan helpen is minimaal. Sterker nog, ze kunnen de situatie slechter maken. Met name wanneer bioresonantie als diagnosemiddel wordt gebruikt. Stel de uitkomst is: 'uw paard heeft geen insulineresistentie', terwijl dat juist wel zo is. De kans is groot dat je paard dan niet de behandeling krijgt die hij nodig heeft. En als het 'doormeten' onterecht als resultaat geeft dat je paard juist wél aan een kwaal lijdt, ligt het risico van overbehandeling op de loer. Je zou zomaar een behandeling kunnen starten die je paard niet nodig heeft.

EN HOMEOPATHIE?

Homeopathie maakt gebruik van extreem lage concentraties van stoffen om problemen op te lossen die ze in hogere concentraties zouden kunnen veroorzaken. De concentraties zijn zelfs zo laag dat de stof niet meer aan te tonen is in de remedie, zoals een homeopathisch middel genoemd wordt. Theorieën over hoe het dan toch nog zou werken, noemen een nooit aangetoonde vorm van geheugen dat water zou hebben.

Er bestaat geen overtuigend wetenschappelijk bewijs dat homeopathie werkt. Er zijn onderzoeken die laten zien dat homeopathie effectief is bij bepaalde aandoeningen bij mensen; er zijn onderzoeken die laten zien dat het totaal niet werkt. Onderzoek naar de werkzaamheid bij dieren is schaars en de uitkomsten zijn niet sterk. Een van de grote problemen is dat de wetenschappelijke standaard van dubbelblind, gerandomiseerd onderzoek met controlegroep volgens homeopaten moeilijk uit te voeren is. Van homeopathie wordt namelijk gezegd dat het de patiënt behandelt, niet de ziekte. De hele medische achtergrond van de patiënt speelt hierbij een rol. Geen twee gevallen zijn hetzelfde. De individuen in de onderzoeksgroep kun je daardoor niet willekeurig in groepen indelen (zij die de behandeling krijgen, zij die een nepmiddel krijgen en zij die in de controlegroep zitten en niks krijgen). Ook hebben paarden vaak verschillende eigenaren gehad waardoor de medische achtergrond niet altijd beschikbaar is.

Als jij je er goed bij voelt dat niemand je kan uitleggen hoe de behandeling werkt, kun je homeopathie proberen. Het is volkomen veilig en kent geen bijwerkingen. Een bewezen therapie vervangen door homeopathie is een minder goed idee. Verlies ook de werkelijkheid niet uit het oog. Als je paard ernstig insulineresistent is, zul je toch echt iets aan de voeding en beweging moeten veranderen en moet je niet vertrouwen op homeopathie.

KAN IK MAGNEETBANDAGES GEBRUIKEN OM DE BLOEDCIRCULATIE TE BEVORDEREN?

Je kunt een sterk geconcentreerde zoutoplossing in een dun glazen buisje stoppen en die vervolgens door een sterke magneet laten bewegen. Om daaruit op te maken dat dit ook het geval zal zijn met bloed in een flexibel bloedvat onder invloed van een zwakke magneet, is een brug te ver. Gelukkig deed de onderzoeker in dit voorbeeld dat ook niet. De producenten van magneetbandages nemen het jammer genoeg iets minder nauw en beweren dat hun product de doorbloeding spectaculair zal laten toenemen. Als het zo zou zijn dat een magneet de doorbloeding stimuleert, dan zou je verwachten dat de huid rood en warm wordt onder de magneet. Dit is in een paardenhoef moeilijk vast te stellen, maar in een mensenhand is het in ieder geval niet zo. En zou het duizenden keren sterkere magnetisch veld van een MRI-scanner je niet zo'n beetje laten exploderen? Gelukkig is dat ook niet het geval. Er zijn stapels wetenschappelijke publicaties die laten zien dat magneten de doorbloeding niet positief beïnvloeden. Ook bestaat er geen of slecht overtuigend wetenschappelijk bewijs voor positieve effecten zoals het afvoeren van gifstoffen, het verminderen van ontstekingen en pijn en het herstellen van beschadigd weefsel, wat fabrikanten en magneet-therapeuten benoemen. Vooralsnog gaan we ervan uit dat het vooral het placebo-effect is dat zijn werk goed doet. Op pagina 82 lees je of dit effect ook bij paarden bestaat.

WAT IS ONTGIFTEN EN IS DAT NODIG?

Ontgiften – ook bekend als drainage of ontslakken – is het verwijderen van afval- en gifstoffen uit het lijf. Op pagina 34 heb je gelezen welke gifstoffen het paardenlichaam kunnen 'vervuilen'. Veel ervan zijn makkelijk te verwijderen door anders te voeren of terughoudend te zijn met medicijnen, vaccinaties of ontworming. Zo kun je ervoor te kiezen alleen te ontwormen als via mestonderzoek ook echt een wormbesmetting is aangetoond. Uit onderzoek blijkt namelijk dat 80% van de paarden onnodig ontwormd wordt. Gifstoffen als gevolg van bijvoorbeeld bloedvergiftiging of spierbevangenheid vragen om een aanpak van deze problemen.

Reinigingskuren met groene leem, chlorofyl of Schindlers mineralen zouden ondersteunend werken. Alleen bestaat er geen wetenschappelijk bewijs voor. De beste manier om gifstoffen kwijt te raken is nog altijd door te vertrouwen op een goed werkende lever, nieren, urinewegstelsel en darmen. Door beweging, door vezelrijk voedsel aan de darmen aan te bieden en uiteraard door te zorgen dat er geen nieuwe gifstoffen bijkomen en de hoeveelheid afvalstoffen laag blijft.

ER IS EEN REVOLUTIONAIRE ALTERNATIEVE THERAPIE OF EEN NIEUW MIDDEL. IS DAT HET PROBEREN WAARD?

Niet elk paard geneest even goed en snel van hoefbevangenheid. Het succes van therapieën, medicijnen, dieet, aanpassingen in de huisvesting, beweging en bekapping blijft soms uit. Als je dan leest over een nieuw wondermiddel of een geweldige nieuwe therapie, is de verleiding groot daar je hoop op te vestigen. Toch moet je daar voorzichtig mee zijn. Soms zijn ze gebaseerd op aannames of onbewezen theorieën. Je moet ook niet vergeten dat anekdotisch bewijs géén bewijs is. Wat ook nog weleens wil gebeuren is dat de wetenschap een eigenschap van een bepaald stofje ontdekt waar hoefbevangen paarden wat aan zouden kunnen hebben. Vervolgens wordt dat op internetfora en sociale media totaal uit zijn verband gerukt. Iedereen begint dolenthousiast met plantjes te rommelen waar dat stofje inzit. Je kunt beter rustig afwachten en de ontwikkelingen met aandacht volgen totdat een stof zich als werkzaam, zinvol en veilig heeft bewezen.

Overleg nog eens goed met je dierenarts, je hoefverzorger en een voedingsdeskundige. Spreek je zorgen uit. Kijk samen opnieuw kritisch of aan alle voorwaarden voor een redelijke kans op herstel voldaan is. Het kan goed zijn dat iemand iets over het hoofd ziet. Je kunt ook altijd een second opinion vragen aan een andere dierenarts.

Kies je toch voor de nieuwe therapie of het middel, verdiep je dan goed in de achterliggende theorie. Neem geen dingen klakkeloos aan omdat ze op internet staan. Zoek informatie op, vraag de mening van zowel voor- als tegenstanders. Het liefst van mensen die zich er beroepsmatig mee bezighouden. Let ook goed op of het de rest van de behandeling niet in de weg zit. Sommige stoffen kunnen een negatieve wisselwerking hebben met medicijnen. Bijwerkingen zijn niet altijd bekend bij gloednieuwe middelen. Ze kunnen het paard meer schade aanbrengen dan dat ze verlichting geven. Kijk ook uit voor 'twee kapiteins op een schip'. Als verschillende behandelaars van je paard je tegenstrijdige adviezen geven, zal dat de genezing zeker niet helpen. Vertel alle behandelaars ook dat je deze weg inslaat.

WAT IS HET PLACEBO-EFFECT EN BESTAAT DAT OOK BIJ PAARDEN?

In 1971 is er een onderzoek gedaan naar het behandelen van een herpesvirus met fluorescerend licht. Bij 87% van de onderzochte patiënten meldden de onderzoekers een flinke verbetering. Later onderzoek heeft aangetoond dat deze methode onmogelijk kan werken. We schrijven de indrukwekkende positieve uitkomst van dit onderzoek tegenwoordig toe aan het placebo-effect. Hierbij zien we een verbetering na het gebruik van een middel of een therapie zonder dat ze die verbetering kúnnen veroorzaken.

Het placebo-effect komt voort uit de verwachting of de hoop dat ze dat nou juist wél kunnen. Het kan ook zijn dat de verbetering wel degelijk plaats vindt, maar dat dit ook het geval zou zijn geweest als het middel of de therapie niet gebruikt was.

Nou weet een paard natuurlijk niet wat hij moet verwachten. Feitelijk speelt het placebo-effect daarom geen rol bij het paard. De eigenaar en de behandelaar daarentegen hebben wel verwachtingen en hoop. Vooral voor jou als paardeneigenaar is het moeilijk je eraan te onttrekken, zeker als de reputatie of de overtuigingskracht van behandelaar groot is. Een ander probleem is dat we de neiging hebben te denken dat bij twee dingen die elkaar opvolgen, het tweede door het eerste veroorzaakt is. Als het eerste zelfs tot doel had het tweede te laten gebeuren, ligt het placebo-effect op de loer. Reinig een edelsteen in een bergbeekje en leg het op de derde chakra van je paard. Is zijn bloedsuikerspiegel de volgende dag beter, dan moet dat haast wel door deze behandeling komen, toch?

BEHANDELING X WERKT ERG GOED BIJ MIJN PAARD. DAT IS TOCH HET BEWIJS DAT BEHANDELING X WERKT?

Je hebt al een paar keer de term 'anekdotisch bewijs' voorbij zien komen, maar wat is dat nou eigenlijk? Het is niet-wetenschappelijk bewijs dat gebaseerd is op de ervaringen van enkele mensen. In het geval van een behandeling met een middel of een therapie zou je het 'tevreden gebruikersbewijs' kunnen noemen. Om aan te tonen of iets werkt of niet, hebben we niets aan zulke ervaringen. Je bent namelijk nooit objectief en daar zijn goede verklaringen voor:

- Je kunt niet ontsnappen aan het placebo-effect. Zeker niet als je al veel tijd, geld en moeite in een behandelmethode hebt geïnvesteerd. Dan wil je zo graag verbetering zien, dat dit ook gebeurt.
- Je kunt niet inschatten of de gezondheid van je paard niet ook zonder de behandeling was verbeterd.
- Je richt je meestal op verschillende problemen tegelijkertijd. Komt de verbetering door behandeling X of door de nieuwe partij hooi die minder suiker bevat?

- De uitingen van een ziekte kunnen fluctueren. De seizoensgebonden stijging van ACTH (zie p. 41) bij een paard met PPID is daar een goed voorbeeld van. Als je aan het eind van deze periode net middeltje X hebt gegeven, kun je je vergissen en denken dat middeltje X ervoor heeft gezorgd dat je paard weer iets vooruit gaat.
- Het is lastig om het verschil te zien tussen onderdrukte klinische verschijnselen en daadwerkelijke genezing.
- Je wilt de behandelaar niet teleurstellen. Hoe gek het ook klinkt, die neiging hebben we. Als de behandelaar succes denkt te hebben, terwijl dit niet zo is, moet je sterk in je schoenen staan om daar tegenin te gaan.

Behandelingen die echt succesvol zijn leveren natuurlijk bergen anekdotisch bewijs op. Maar dat bewijs komt bovenop klinische ervaring van dierenartsen en bewijs uit degelijk wetenschappelijk onderzoek. Laat je dus niet gek maken door je stalgenoot die zweert bij behandeling X omdat het zijn paard van de dood heeft gered. Misschien is het zo; misschien niet.

BEHANDELING X WERKT WEL BIJ HET PAARD VAN MIJN VRIENDIN, MAAR NIET BIJ DIE VAN MIJ. HOE KAN DAT?

Je behandelt nooit maar één onderdeel van het paard of van zijn aandoening. Het paardenlichaam is een ingewikkeld geheel waarin allerlei systemen nauw samenwerken en elkaar beïnvloeden. Darmen, bloedvaten, hormonale klieren, zenuwen... het hangt allemaal samen. Misschien heeft de behandeling bij het paard van je vriendin net even meer invloed op een ander aspect van de ziekte. Ken je alle omstandigheden m.b.t. voeding, huisvesting, beweging en hoefverzorging die haar paard krijgt? Is haar paard van hetzelfde ras, hetzelfde geslacht, dezelfde leeftijd als het jouwe? Heeft haar paard dezelfde onderliggende oorzaken? Hebben we het wel over dezelfde sóórt hoefbevangenheid (zie p. 21)? Na het lezen van het antwoord op de vorige vraag kun je je zelfs afvragen of de behandeling bij haar paard echt wel zo goed werkt als jij denkt.

Je vriendin kan je misschien vertellen wat zij verder nog doet om haar paard te helpen. Vraag ook aan de behandelaar van haar paard waarom de behandeling bij jouw paard minder goed uitpakt. Misschien ziet hij een verschil dat jij niet ziet. Als je het niet al gedaan hebt: ga met je dierenarts op zoek naar de oorzaak, neem die zo veel mogelijk weg, zorg dat de hoeven goed en regelmatig bekapt worden, koop hoefschoenen en ga op alle vlakken aan de slag om de leefomstandigheden van je paard te perfectioneren. Wie weet gaat het dan binnenkort wel zo goed met je paard dat je vriendin zich afvraagt hoe dat kan.

IEMAND BIEDT ME AAN OP AFSTAND MIJN PAARD TE GENEZEN. MOET IK DAT DOEN?

Er zijn mensen die zeggen dat ze de beperkingen van afstand door ruimte of tijd kunnen overstijgen bij de behandeling van een paard. Tot op heden is er echter wetenschappelijk gezien geen reden om vertrouwen te hebben in de klinische werkzaamheid van 'heling' op afstand (of voor heling vlakbij, trouwens). Dat vertrouwen zal ook nog wel even op zich laten wachten. Bij deze vorm van interactie met de patiënt worden vaak de verwachting en de overtuiging van de ontvanger als onmisbaar onderdeel van de behandeling gezien. Dit maakt dubbelblind, wetenschappelijk onderzoek met controlegroep per definitie onmogelijk. Dit bovenop het feit dat we dan eerst de vraag moeten beantwoorden of paarden verwachtingen en overtuigingen hebben. Helers zeggen dan dat de moderne onderzoeksmethoden, -technieken en -instrumenten niet in staat zijn om heling goed te onderzoeken en daarom aangepast zouden moeten worden. Hiermee plaatsen zij zichzelf buiten het wetenschappelijk denkmodel. Kritisch kijken naar heling is daarmee van de baan en de wetenschap krijgt de schuld.

Helers hebben ook de neiging om hun eigen successen als bewijs aan te voeren, terwijl hun falen nooit genoemd en snel vergeten wordt. Of het succes werkelijk aan hen toe te schrijven is, is ook nog eens op geen enkele manier aan te tonen. Elke vorm van kritiek wordt weggewuifd met het verwijt dat mensen er niet voor open staan en dat er 'meer tussen hemel en aarde is'. De aanhangers verklaren simpelweg dat zij wél geloven dat het bestaat of zelfs dat ze wéten dat het bestaat, gevolgd door een spectaculaire anekdote.

Zoals het er nu voor staat, is het risico onverantwoord groot dat je paard niet de behandeling krijgt die hij nodig heeft als je enig onderdeel ervan vervangt door heling op afstand. Het enige voordeel kan zijn dat je eigen motivatie en doorzettingsvermogen in de strijd tegen de hoefbevangenheid kunnen toenemen als je heling toevoegt. Maar om daar nou iemand voor te betalen die tientallen kilometers verderop woont...

DE DIERENARTS, DE HOEFVERZORGER, MIJN STALGENOTEN EN HEEL FACEBOOK ZEGT WAT ANDERS. WIE MOET IK GELOVEN?

Het is mooi dat er zo veel informatie beschikbaar is en dat we met zo veel mensen van gedachten kunnen wisselen. Het nadeel is wel dat we daardoor tegenstrijdige en soms ronduit verkeerde adviezen kunnen krijgen. Dit komt o.a. doordat de drie verschillende vormen van hoefbevangenheid vaak op een hoop worden geveegd. Met name niet-professionelen en collega-paardeneigenaren hebben daar een handje van. Zodra je het H-woord laat vallen, wordt magnesium bijvoorbeeld als wondermiddel genoemd, terwijl je paard SIRS-gerelateerde hoefbevangenheid heeft, na een hardnekkige ontsteking. Magnesium doet daar niets voor. De focus op stollings- en ontstekingsremmers bij hormoongerelateerde hoefbevangenheid is er ook zo een. Met de beste bedoelingen geven mensen advies zonder de oorzaak te kennen. Ze hebben het paard nooit gezien, kennen zijn medische geschiedenis niet en weten niet wat jij allemaal hebt gedaan om de leefomstandigheden van je paard te verbeteren. Als je die informatie dan geeft, lezen ze er in hun enthousiasme overheen of zien ze het te veel door de bril van hun eigen ervaringen. Knoflook heeft hun paard destijds van een wisse dood gered, dus elk hoefbevangen paard moet direct aan de knoflook.

De aandacht en betrokkenheid van facebookgebruikers en van je rijmaatjes geven je steun in deze moeilijke tijden nu je paard ziek is en pijn heeft. Dat is heel belangrijk. Bovendien kunnen verschillende ervaringen je ideeën aanreiken waar je misschien nog niet aan gedacht had. Toch is het aan te raden in de eerste plaats gebruik te maken van de kennis en ervaring van vakmensen. De dierenarts is de aangewezen persoon als het gaat om diagnose en medische behandeling; de hoefverzorger weet alles van de hoeven van je paard; een voedingsdeskundige kan je helpen als je paard moet afvallen of als er supplementen gegeven moeten worden. Jammer genoeg kan er ook tussen hen verschil van mening bestaan. Hier geldt nog steeds: 'schoenmaker blijf bij je leest'. Heb je een goede hoefverzorger, vertrouw er dan op dat hij beter weet hoe de hoeven bekapt moeten worden dan de dierenarts. Laat de hoefverzorger dan weer geen röntgenfoto's of bloedwaarden interpreteren. Het werkt uiteraard wel het lekkerste als iedereen die zich professioneel met jouw paard bezighoudt, min of meer op één lijn zit. In het beste geval behandelen ze je paard multidisciplinair en overleggen ze onderling. Zitten er te grote verschillen tussen hoe zij het willen aanpakken, bespreek dit dan met hen. Kom je er niet uit dan zoek je het beste even naar een vervangend vakmens.

MAAR WAT NOU ALS EEN PROFESSIONAL GROTE ONZIN VERKONDIGT?

We kennen allemaal wel een voorbeeld van een dierenarts die dringend adviseerde een paard in te laten slapen, waarnaar gelukkig niet geluisterd is. Het paard huppelt jaren later nog vrolijk en kerngezond door het weiland. De hoefsmid die beweerde dat je je paard de dood in zou jagen als je de therapeutische ijzers eronder vandaan zou halen. Hij zou je paard nu eens moeten zien galopperen over het kiezelpad. Het feit dat iemand een vak al jarenlang uitoefent betekent niet dat hij altijd gelijk heeft. Hij kan een blinde vlek voor bepaalde oplossingen hebben ontwikkeld of hij heeft de nieuwste inzichten binnen zijn vakgebied al een tijd niet bijgehouden. Gemakzucht kan er ook insluipen. In dat geval krijg je standaardoplossingen aangeboden. Paard met een speknek? Zal wel hoefbevangen zijn of het anders binnenkort worden. NSAID's, stalrust, ijzertje eronder en klaar. Of misschien is iemand heel sterk overtuigd van een bepaalde visie. Een anatomisch hoefverzorger met 20 jaar ervaring zal je nooit ijzers aanraden; zijn collega hoefsmid weet niet eens hoe je 'hoefschoen' schrijft.

Neem het ze allemaal niet kwalijk, maar zorg gewoon dat je de juiste mensen bij je paard haalt. 'Juist' in de zin van ervaren, vakkundig, modern, nieuwsgierig en flexibel. Een beschaafd formaat ego is ook een pluspunt. Nu komen de meningen en ervaringen van de leden van je favoriete facebookgroepen en van je stalgenoten of rijmaatjes zeer van pas. Vraag ze ook om deze te onderbouwen. Zodra je de juiste deskundigen in stelling hebt gebracht, hoef je zelf nog maar weinig te doen om het beste uit iedereen te halen. Je paard zal je dankbaar zijn.

HOE LANG DUURT HET VOORDAT HOEFBEVANGENHEID OVER IS?

Elk paard heeft een andere pijngrens, een andere reactie op veranderende omstandigheden en een ander zelfgenezend vermogen. Een voorspelling over hoe de genezing zal verlopen is daardoor lastig, maar laten we een poging doen. Hoelang het duurt voordat je paard weer beter is, hangt voor een groot deel af van hoe erg de hoefbevangenheid oorspronkelijk was en hoe snel je erbij was om de oorzaak weg te nemen en de behandeling te starten. Een goede dierenarts en hoefverzorger zorgen daarbij dat het in ieder geval niet langer gaat duren dan strikt noodzakelijk. Tenslotte is jouw rol erg belangrijk. Heb je de leefomstandigheden van je paard kunnen perfectioneren? Aanpassingen in voeding, huisvesting en beweging zijn onmisbaar voor een goed en voorspoedig herstel van de hoefbevangen patiënt. Als dit allemaal in orde is zal een paard dat voor de eerste keer hoefbevangen raakt, waarbij de oorzaak een incident was dat van buiten kwam (dus geen hormonale afwijkingen of chronische ontstekingen) en waarbij die oorzaak snel verholpen is en er geen hoefbeenkanteling is of schade aan het hoefbeen, normaal gesproken binnen zes tot twaalf weken genezen zijn. Daarna duurt het ongeveer een jaar voordat de schade aan het hoefweefsel uitgegroeid is (zie de vraag 'Wat is een laminitisring?' op p. 26).

In het geval van een hoefbeenkanteling, een zinker of ernstige schade aan weefsels zoals het hoefbeen, duurt het veel langer. De schade kan zo groot zijn dat deze onomkeerbaar is. Een paard waarbij het hoefbeen voor het grootste deel gedemineraliseerd is (osteoporose), zal altijd in meer of mindere mate hoefbevangen blijven.

Zolang de oorzaak niet onder controle is, is de kans groot dat je paard bevangen blijft of het steeds opnieuw wordt. Hetzelfde geldt als de leefomstandigheden niet beter worden. Als je paard geen goede, natuurlijke beweging krijgt, zijn dagen op stal doorbrengt en suikerrijk gras of biks en granen te eten krijgt, zal het succes van een goedbedoelde pijnstiller of ontstekingsremmer erg lang op zich laten wachten. Ook als de hoefverzorging slecht of ouderwets is, kun je blijven wachten op betere tijden. Hoefschoenen zijn daarentegen erg handig om de genezing sneller te laten verlopen. Vanaf pagina 115 gaan we uitgebreid in op hoefverzorging en -bescherming.

In sommige gevallen is de onderliggende kwaal ongeneeslijk of je krijgt er geen grip op. Sommige paarden met EMS of PPID blijven de rest van hun leven hoefbevangen. Ze hebben betere en mindere periodes. Jouw werk is dan om de schade te beperken en complicaties zoals abcessen te behandelen. Geen prettig vooruitzicht, maar wel dankbaar en nobel werk.

HOE WEET IK WANNEER DE HOEFBEVANGENHEID OVER IS?

De eerste aanwijzing dat de acute fase van hoefbevangenheid weer voorbij is, is als je de klinische verschijnselen die op pagina 50 beschreven staan niet meer ziet. Obel 0 (p. 53) is natuurlijk ook goed nieuws. Je hoefverzorger ziet dingen in de hoef die jij misschien niet ziet. Heb je twijfels, vraag hem dan ook of hij denkt dat de ellende nu voorbij is. Wil je echt zekerheid, dan kan je dierenarts opnieuw klinisch en beeldvormend onderzoek doen. Uitslagen van bloedonderzoek en röntgenfoto's zijn verhelderend. Vooral die laatste laten zien wanneer er geen sprake meer is van chronische hoefbevangenheid. Je dierenarts kan je ook vertellen of je paard echt niet meer hoefbevangen is of dat het alleen de klinische verschijnselen zijn die succesvol onderdrukt zijn. Zo is de hoeveelheid pijn niet de beste aanwijzing voor hoe het ervoor staat. Sommige paarden laten geen pijnsignalen meer zien terwijl er nog wel weefselschade is.

HOE BOUW IK DE TRAINING VAN MIJN PAARD WEER OP?

Oké, die hoeven zien er weer prima uit. Opzadelen en rijden maar. Nou, néé dus. Hoefbevangenheid is geen hoefziekte, weet je nog? Er is altijd meer aan de hand. Het kost tijd voordat alles weer als vanouds is. De bevangenheid heeft de hoef verzwakt en het duurt een tijdje voordat het lichaam die zwakte heeft hersteld. Wees geduldig en laat de hoef zich stabiliseren voordat je je paard weer aan het werk zet. Hetzelfde gaat op voor de onderliggende kwalen. Misschien zijn die niet meer zo ernstig dat ze je paard hoefbevangen maken, maar het kan goed zijn dat je paard nog aan het herstellen is van bijvoorbeeld een ontsteking. Vraag je dierenarts hoe het daarmee staat.

Ga je weer aan de slag met je paard, doe dit dan voor hém en niet voor jezelf. Rijden is de eerste tijd uitgesloten. Ga rustig kleine eindjes wandelen met goed bekapte hoeven in hoefschoenen. Je kunt ook beweging geven met grondwerk of door te spelen met het paard. Bied sociale interactie met andere paarden, plaats hooiplaatsen, waterbak en liksteen ver van elkaar of maak met schriklint een pad in de wei of bak. Een paddock paradise, zoals omschreven op pagina 109, stimuleert beweging ook erg goed.

Ga je weer rijden, doe dit dan als alle beweging probleemloos gaat (Obel 0), op hoefschoenen met inlegzooltjes en als de zool van de hoef zelf dik genoeg is. Je hoefverzorger kan je vertellen wanneer dit is. De dierenarts kan het met een röntgenfoto vaststellen. Voer de training langzaam op in lengte en zwaarte. Maak de afstanden niet te lang, belast het paard niet te veel en rijd in een rustig tot middelmatig tempo. Laat het paard zelf bepalen waar het zijn hoeven neerzet. Longeren en bewegen in een stapmolen belasten de zich herstellende hoeven te veel. Voorlopig even niet doen.

HOE VOORKOM IK DAT MIJN PAARD OPNIEUW HOEFBEVANGEN RAAKT?

In het hoofdstuk 'Oorzaken' heb je gelezen waar je paard allemaal hoefbevangen door kan worden. Al die oorzaken herkennen en dan de hele tijd volledig onder controle houden is onbegonnen werk. Sommige aandoeningen kunnen bovendien ongeneeslijk zijn. Vroeg of laat zal dit tot zo'n hoog risico op hoefbevangenheid kunnen leiden, dat een klein zetje al voldoende is om de ellende te laten beginnen. Is je paard, ondanks alle voorzorgs-maatregelen en goede zorgen toch hoefbevangen geraakt, dan moet je zien te voorkomen dat het erger wordt. Het idee dat hoefbevangenheid altijd te voorkomen is, kun je dus beter kunt laten varen.

Dit neemt niet weg dat we moeten proberen om het risico zo laag mogelijk te houden. Paarden die al eens hoefbevangen zijn geweest lopen een grotere kans het weer te worden. Dit komt o.a. doordat ze eerder pijn in de hoef hebben door beschadigde weefsels. Door pijn gaat de bloedsuikerspiegel omhoog en worden de bloedvaten nauwer. Maar veel vaker komt het doordat de oorzaken toch niet allemaal en helemaal verdwenen zijn.

Eigenlijk is preventie niet veel anders dan behandeling:
- Stap 1: zorg dat de oorzaak weg is en blijft of zo veel mogelijk onder controle is (p. 31)
- Stap 2: zorg voor goede en regelmatig bekapte hoeven (p. 115)
- Stap 3: optimaliseer de leefomstandigheden voeding (p. 93), huisvesting en beweging (p. 107)

De meeste paarden worden opnieuw hoefbevangen doordat de aandacht voor deze punten verslapt als het weer beter gaat met het paard.

WANNEER WEET IK DAT EUTHANASIE DE ENIGE OPLOSSING IS?

Sommige paardeneigenaren zullen op een bepaald moment moeten gaan nadenken of het nog verantwoord om hun paard in leven te houden. Paarden die zonder uitzicht op genezing al heel lang met geperforeerde zolen door het weiland strompelen en elke dag vreselijke pijn hebben, kunnen je niet zeggen dat het mooi geweest is. De verantwoordelijkheid om te beslissen over euthanasie ligt hierdoor altijd bij jou als eigenaar. Hoewel de uiteindelijke beslissing bij jou ligt, is de dierenarts het best in staat om objectieve uitspraken te doen over het welzijn van je paard nu en in de toekomst. Hij kan de situatie van jouw paard vergelijken met andere paarden die hij in zijn praktijk heeft gehad. Er staat bij hem ook geen emotionele band in de weg om een neutraal oordeel te vormen. Een goede dierenarts kijkt opnieuw naar de oorzaken, de mate van kreupelheid, de ernst van de complicaties en in hoeverre de behandeling effect heeft. Het succes van pijnbestrijding is voor hem erg belangrijk. Hij overlegt met de andere behandelaars van je paard, zoals de hoefverzorger. Als het goed is, is hij eerlijk genoeg om ook te kijken in hoeverre jij de zorg kan bieden die nodig is.

Is het om wat voor reden dan ook niet mogelijk om je paard goed te helpen, dan is het niet eerlijk om hem daar onder te laten lijden. Aan jou de keus om te beslissen wat de uitkomst in dat geval zal zijn. Het is een moeilijke beslissing die vaak bij de eigenaar meer tijd kost dan wat de dierenarts vanuit het belang van het paard gewenst vindt. Gelukkig weet hij dat dit nu eenmaal onderdeel uitmaakt van zijn werk. Hij zal je de tijd geven om na te denken over zijn advies. Tijdens dit proces moet je niet aarzelen hem zo nodig te vragen zijn advies nog eens uit te leggen. Je kunt ook de mening van een andere dierenarts vragen. Kun je echt nog geen afstand doen van je paard, dan is terminale of palliatieve zorg misschien nog een optie. Of je je paard daar een plezier mee doet, is een tweede.

VOEDING

WAT IS DE BESTE VOEDING VOOR MIJN HOEFBEVANGEN PAARD?

Aan het begin van het vorige hoofdstuk heb je gelezen over geweekt hooi en magnesium als nooddieet in het geval van acute hoefbevangenheid. Daarmee proberen we insulineproblemen aan te pakken. Als je paard niet bij de 90% van de gevallen zit waarin insulineresistentie de hoofdrol speelt, dan heeft hij er toch geen last van gehad om zo gevoerd te worden. Even voor de zekerheid: een paard met chronische nierproblemen kan wel last hebben van magnesiumsupplementatie.

Nu je meer grip op de hoefbevangenheid hebt, moeten we gaan kijken wat je paard voortaan het beste kan eten. Geef vezelrijk, grofstengelig hooi met minder dan 10% EOK, zetmeel en fructaan (zie 'Er is toch niet maar één soort suiker?' op p. 38). Zit het daarboven, dan kun je het hooi weken (zie p. 62). Kies bij voorkeur luzernehooi (bevat veel magnesium) met weinig blad en veel stengel. Luzernehooi kan wel veel eiwitten bevatten. Er zijn paarden die daar slecht op reageren. Waarschijnlijk zetten zij eiwitten heel effectief om in suiker. Een hoog drogestofgehalte in het ruwvoer is ook goed. Voor ongeveer 25 euro kun je ruwvoer laten testen op energie, suikers, eiwitten en drogestofgehalte. Je kunt ook een uitgebreide ruwvoeranalyse laten doen. Die is een stuk duurder (circa 125 euro), maar dan weet je wel hoe het zit met alle belangrijke mineralen en sporenelementen. Met die informatie kan een voedingsdeskundige heel gericht supplementen voorschrijven. Tot die tijd kun je een breedspectrum supplement (balancer) geven. Hier zitten de belangrijkste vitaminen en mineralen in. Natuurlijk zorg je altijd voor schoon drinkwater en een simpele liksteen. Geef je een balancer, dan controleer je nog eens of je liksteen echt alleen maar zout bevat en geen extra mineralen en sporenelementen. Je wilt deze namelijk niet dubbelop geven.

MAG IK MIJN PAARD NOG BIKS EN GRANEN VOEREN?

Doe dat maar niet. Er zitten te veel snelle suikers in dit krachtvoer en
we geven het altijd in porties. Dit zorgt voor hoge pieken in de bloed-
suikerwaarden. Niet goed dus, omdat dit tot hormoongerelateerde
hoefbevangenheid leidt. Als de snelle koolhydraten in de dikke darm
terechtkomen, dragen ze bij aan SIRS-gerelateerde hoefbevangenheid.

EN PAARDENMUESLI OF VITAMINEBROK?

Dat hangt ervan af welke je geeft. Muesli is alleen een andere vorm van
hetzelfde product. Gemalen en geperste muesli heet gewoon biks of brok.
Zitten er extra vitaminen, mineralen en sporenelementen bij, dan noemen
we het vitaminebrok. Er bestaat paardenmuesli zonder granen die onder de
10% suiker en zetmeel blijft. Dezelfde producent kan een andere muesli op
de markt hebben die ruimschoots over de 20% heengaat. Lees de etiketten
daarom altijd goed. Granen moet je mijden. Het liefst zit er geen of weinig
melasse in. Let ook op de hoeveelheid ijzer in het product. Deze moet zo
laag mogelijk zijn. Het liefst zit er helemaal geen ijzer in. Een ijzeroverschot
wordt in verband gebracht met insulineresistentie. Vraag jezelf ook waarom
je deze producten wilt geven. Ben je bang dat je paard iets tekortkomt? Dan
kun je beter een balancer geven als extraatje bovenop het ruwvoer. Als je
dan eerst via een ruwvoeranalyse laat vaststellen of je paard inderdaad te
weinig van bepaalde stoffen binnenkrijgt, dan doe je het helemáál goed.

WAT IS EEN BALANCER?

Van bepaalde mineralen, vitamines en sporenelementen heeft je paard een
minimumhoeveelheid nodig. Vooral paarden die hoofdzakelijk hooi eten of
op een dieet staan voor gewichtsverlies, hebben vaker tekorten dan paarden
die onbeperkt gras eten. Een breedspectrum supplement, of met een hip
woord 'balancer', is bedoeld om een ruwvoerrantsoen in balans te brengen
door de dagelijkse behoefte aan vitaminen, mineralen en sporenelementen aan te vullen. Een balancer is tweede keus na een door een voedings-

deskundige op je paard samengesteld supplement dat gebaseerd is op bloedanalyse en ruwvoeronderzoek. Nog liever eet je paard gevarieerde, gezonde, natuurlijke voeding waar alles in zit.

Lees ook de ingrediëntenlijst goed. Sommige balancers bevatten bijna 20% suiker en zetmeel. En nogmaals: een paard dat een balancer krijgt moet niet ook nog eens via zijn liksteen allerlei mineralen binnenkrijgen. Een simpele zoutsteen is dus voldoende.

WAAR MOET IK OP LETTEN MET DRINKWATER?

Zorg altijd voor vers en schoon drinkwater. Algen, dode bladeren, insecten, mest, urine en roestvorming in de leidingen of de drinkbak zelf kunnen het water vervuilen. Dit kan allemaal zorgen voor gifstoffen. Slootwater kan vervuild zijn door illegale lozingen, mest en verdelgingsmiddelen.

WAT VOOR LIKSTEEN HEEFT MIJN HOEFBEVANGEN PAARD NODIG?

Natrium is een mineraal dat een paard lastig binnenkrijgt. Zorg daarom voor een simpele zoutsteen. De opvallendste eigenschap van een liksteen afkomstig uit de Himalaya is dat deze lang in een vliegtuig heeft gezeten. Hij bevat te weinig zink, koper en mangaan. Likstenen die naar appel smaken of waar melasse in zit moet je ook in de winkel laten liggen. Het paard moet aan de steen likken om zout binnen te krijgen, niet omdat hij het lekker vindt. De roodgekleurde likstenen bevatten vaak te veel ijzer. Een ijzeroverschot draagt bij aan het ontstaan of verergeren van insulineresistentie.

HOEVEEL MOET MIJN PAARD ETEN?

Is je paard niet te dik, dan geef je hem tussen de 1,5% en 2% van zijn gewicht in ruwvoer. Voor een paard van 600 kilo is dat dus tussen de 9 en 12 kilo. Moet je paard afvallen, dan geef je 1,5% van het streefgewicht. Dit doe je een maand lang. Daarna geef je 1%. Moet het paard 500 kilo gaan wegen, dan is dat dus eerst 7,5 kilo ruwvoer en daarna 5 kilo.

MIJN PAARD IS JUIST TE MAGER. WAT KAN IK HEM GEVEN OM OP EEN VEILIGE MANIER OP GEWICHT TE KOMEN?

Eerst moet je zeker weten of je paard echt wel aan moet komen. Veel paardeneigenaren hebben het mis met het inschatten van het juiste gewicht van hun paard. Is de hoefbevangenheid nog maar net genezen en zijn de insulineproblemen nog niet helemaal onder controle, dan doe je er bovendien soms wel goed aan om je paard nog even een klein beetje onder zijn ideale gewicht te houden. Vooral als zijn hoeven nog niet volledig hersteld zijn. Bespreek dit met je dierenarts.

Ook voor een paard dat aan moet komen terwijl hij vatbaar is voor hoefbevangenheid, is de basis gras of ruwvoer dat weinig suiker, zetmeel en fructaan bevat en veel voedingsvezels. Je kunt bietenpulp of luzernehooi bijgeven om meer energie (calorieën) toe te voegen, terwijl de hoeveelheid snelle koolhydraten laag blijft. Eventueel kun je vetrijk voer bijgeven, zoals lijnzaad. Plantaardige olie bevat langzaam vrijkomende calorieën en wordt daarom door sommige mensen aangeraden om je paard op gewicht te brengen. Sommige oliesoorten, zoals zonnebloem- en maïsolie, bevatten alleen de verkeerde hoeveelheid en verhouding omegavetzuren. Dit doet je paard meer kwaad dan goed. Wil je olie geven, dan kun je het beste de hulp inroepen van een voedingsdeskundige.

HIJ IS PRIMA OP GEWICHT EN TOCH HEEFT HIJ NOG PROBLEMEN. HOE KAN DAT?

Een goed gewicht betekent niet altijd dat de voeding goed is. Er kan nog altijd een tekort aan bepaalde mineralen en vitaminen zijn of een verkeerde balans daartussen. Dit kan zorgen dat je paard maar niet van zijn hoefbevangenheid afkomt. Bodem- en ruwvoeranalyse kunnen je verder helpen. Geven deze aan dat er een bepaald tekort of een verkeerde verhouding is, dan kan bloedonderzoek bevestigen dat je paard hier ook echt last van heeft. Nu kan een voedingsdeskundige je adviseren hoe je dit probleem oplost.

WANNEER ZITTEN ER WEINIG 'GEVAARLIJKE' KOOLHYDRATEN IN HET GRAS?

Voor paarden met hormonale problemen zijn het vooral de snelle suikers waarvan we er zo weinig mogelijk in de plant willen hebben. De hoeveelheden hiervan veranderen gedurende de dag en het jaar. Dit is afhankelijk van de hoeveelheid en de sterkte van het zonlicht, van de omgevingstemperatuur, de beschikbaarheid van water en voedingsstoffen en van de groeifase waar de grasplant zich in bevindt. Uiteraard kunnen we hier niet van elke combinatie van deze factoren bespreken wat het effect is op de hoeveelheid suikers. Als vuistregel kun je aanhouden dat het suikerniveau van het gras het laagst is:

- 's nachts en in de hele vroege ochtend,
- als het 's nachts niet kouder dan vijf graden is geweest,
- terwijl er voldoende water en voedingsstoffen beschikbaar waren en
- de grasplant vooral blad en geen koppen heeft.

Gedurende de dag zal het suikerniveau stijgen. Meer uren zonneschijn zorgen voor hogere suikerpercentages. Als de lente vordert is dit steeds vaker het geval. Bewolking en schaduw vertragen de stijging juist. Houd niet alleen de percentages in de gaten, maar ook de totale hoeveelheid gras die je paard eet. In het voorjaar groeit het gras explosief. Een paard dat veel gras eet met een laag percentage EOK, krijgt hier alsnog te veel van binnen.

Voor paarden die gevoelig zijn om SIRS-gerelateerde hoefbevangenheid te krijgen, moet juist het gehalte aan fructaan laag zijn. Denk hierbij aan paarden met schade aan de darmwand na koliek of paarden met een chronische ontsteking ergens in het lichaam. Hoewel ook de fructaanwaarden de hele dag kunnen schommelen en snel kunnen omslaan, zijn vooral zonnige ochtenden na een frisse nacht gevaarlijk. In het vroege voor- en najaar komt dit vaak voor.

De hoeveelheid fructaan in het gras neemt ook toe als de belangrijke groeifactoren water en voedingsstoffen niet voldoende aanwezig zijn. Na een lange droogteperiode bijvoorbeeld zien we het aantal gevallen van hoefbevangenheid stijgen. Zoals je eerder hebt gelezen maakt het gras ook fructaan aan als vorstbeschermer (zie de vraag 'Wat is fructaan?' op p. 38).

In de herfst, als de nachtvorst terugkomt en de zon overdag vrolijk schijnt, is het risico op hoge fructaangehaltes groter. Gemiddeld genomen zijn de maanden april, mei, oktober en november de maanden waarin we de hoogste waarden zien.

HOE NUTTIG IS EEN APP OF EEN SITE DIE FRUCTAANWAARDEN VOORSPELT?

Als je bedenkt dat 90% van alle gevallen van hoefbevangenheid hormoongerelateerd is en fructaan bij deze vorm geen enkele rol speelt, is het vreemd dat paardeneigenaren zo veel vertrouwen hebben in apps en sites die fructaanwaarden voorspellen. Toch zijn deze niet helemaal overbodig. Voor paarden die te maken hebben met SIRS-gerelateerde hoefbevangenheid, zijn het natuurlijk wel de fructaanwaarden zelf die belangrijk zijn. Voor paarden met hormonale problemen ligt het nut van dit soort waarschuwingssystemen er vooral in dat het een beeld geeft van hoeveel suiker er kortgeleden in de plant zat. Hoge fructaangehaltes zijn namelijk niet mogelijk zonder dat er een suikeroverschot aan vooraf is gegaan (fructaan is opgebouwd uit suikermoleculen, weet je nog?). Goede kans dat dit zich op korte termijn herhaalt en je paard met hormoongerelateerde hoefbevangenheid in gevaar kan brengen.

MAG MIJN PAARD NOG WEL OP HET WEILAND?

Dat hangt ervan af hoe het met hem gesteld is. Een zwaar insulineresistent paard dat bij wijze van spreken al hoefbevangen wordt van de lucht van gras, is misschien beter af in een ruime paddock of op een pad in een paddock paradise (zie p. 109). Je kunt dan helemaal bepalen wat en hoeveel hij eet. Als je de insulineresistentie uiteindelijk onder controle krijgt, kun je hem met een graasmasker voorzichtig op het land laten op het moment dat het gras weinig suikers bevat. Voor sommige paarden met PPID en ernstige insulineresistentie gaat dat helaas nooit het geval zijn.

Heeft je paard geen hormoongerelateerde hoefbevangenheid gehad, dan wordt het allemaal een stuk eenvoudiger. In het geval van SIRS-gerelateerde hoefbevangenheid houd je de fructaanwaarden nog wel in de gaten voordat je hem op het land zet. In alle gevallen is het belangrijk dat je wacht tot de hoeven weer gezond zijn voordat je paard weer het weiland op kan. Doe het met beleid en neem graasbeperkende maatregelen. In het antwoord op de volgende vraag lees je wat dat zijn.

HOE ZORG IK DAT MIJN PAARD NIET TE VEEL EET OP HET WEILAND?

Je kunt de volgende maatregelen nemen om te zorgen dat je paard niet te veel of te snel eet en zo te veel koolhydraten binnenkrijgt op het weiland:

- Gebruik een graasmasker. De toppen van het gras bevatten minder suiker. Een graasmasker zorgt ervoor dat je paard het gras niet tot de wortel afgraast. Het eettempo gaat ook omlaag. Het voedsel komt langzamer en gelijkmatiger in het spijsverteringskanaal. De koolhydraten worden hierdoor beter verteerd.
- Voorkom overbegrazing. Kort afgeknabbeld gras bevat namelijk veel koolhydraten.
- Doe aan strookbegrazing. Met schriklint en prikpaaltjes is het te begrazen gebied dagelijks op te schuiven, te vergroten of te verkleinen.
- Verdeel je weiland in stukken. Laat je paard steeds een stuk afgrazen tot het gras nog 4 centimeter hoog is. Daarna zet je hem in het volgende stuk. Het begraasde deel kan nu weer aangroeien.
- Je paard aan de hand laten grazen is ook een mogelijkheid om de graastijd te beperken.
- Hang een bordje op aan het hek van het weiland waarop je duidelijk uitlegt waarom je het niet op prijs stelt als mensen je paard ongevraagd voeren. Zet hier ook je telefoonnummer op zodat goedbedoelende voorbijgangers je om meer informatie kunnen vragen.
- Paarden die makkelijk hoefbevangen raken (overgewicht, EMS, PPID, risicorassen) zouden zeker niet te veel of zelfs helemaal niet op grasland moeten staan. Zij zijn beter af in een paddock paradise, een rijbak of in noodgevallen op het erf achter schriklint.

ZIJN ALLE GRASSOORTEN EVEN GEVAARLIJK?

Sommige grassoorten bevatten veel meer niet-structurele koolhydraten dan andere soorten. Helaas staan de Nederlandse en Vlaamse weilanden vaak vol met de suikerrijke soorten. Dit zijn Engels en Italiaans raaigras, dravik, rietzwenkgras en beemdlangbloem. Heb je je eigen land, dan zou je kunnen overwegen om opnieuw in te zaaien met een speciaal paardenweidemeng-sel. Hier zitten de zaden van kropaar, doddegras (met name timotheegras), roodzwenkgras, gestreepte witbol en grote vossenstaart in, die weinig suiker bevatten.

WAT IS KOEIENGRAS?

Ons grasland is gekweekt op een hoge melk- of vleesproductie. De focus ligt daarbij op lekker veel niet-structurele koolhydraten en eiwitten. Het gras moet ook nog eens vroeg in het jaar beginnen met groeien, dat tot laat in het jaar volhouden en goed tegen vertrapping kunnen. Dit gras noemen we koeiengras. Het is meestal Engels raaigras. Bomvol suikers en niet goed voor hoefbevangen paarden.

MAG MIJN PAARD NU ALLEEN NOG MAAR HOOI?

Het mooie van hooi is dat je het net als gras, kunt laten testen. Bevat het te veel snelle suikers en fructaan (water-oplosbare koolhydraten), dan kun je daar door te weken en te spoelen wat aan doen. Als je je eigen hooi verbouwt kun je door het juiste moment van maaien te kiezen, invloed hebben op de hoeveelheid koolhydraten. Anders kun je met je hooileveran-cier overleggen of hij suikerarm hooi kan leveren. Een ander voordeel van hooi is dat je kunt bepalen hoeveel je paard ervan krijgt, wanneer en hoe (hooinet, slowfeeder).

Aan de andere kant is het grazen een belangrijke bezigheid voor je paard, die je hem niet zomaar moet ontnemen. Je kunt hopelijk met de graasbe-perkende maatregelen die op pagina 99 beschreven staan, al een heel eind komen. Combineer dit met het geven van hooi om nog meer controle te hebben over de suikerconsumptie. Voor sommige paarden is het weiland helaas echt uitgesloten. Paarden met ernstige EMS of PPID zullen genoegen moeten nemen met alleen hooi.

IS ELK SOORT HOOI GOED?

Grassoorten die veel suiker bevatten geven hooi dat veel suiker bevat. De grondsoort waar het gras op heeft gegroeid, de bemesting en het moment van maaien, zowel op de dag als in het jaar, hebben ook invloed op de hoeveelheid koolhydraten in het gras. Hoe het gras eruitziet, voelt of ruikt, zegt niets. Het allerbeste is hooi afkomstig van natuurlijke, soortenrijke graslanden op voedselarme grond. De gras- en kruidensoorten die karakteristiek zijn voor dit type grond bevatten weinig suiker en veel belangrijke voedingsstoffen. Kun je dit soort hooi niet krijgen, geef dan hooi van grassoorten die weinig suiker bevatten, gekweekt zijn op verstandig bemest land en gemaaid op een moment dat het suikergehalte zo laag mogelijk was. Hooi van de eerste snede bevat vaak veel niet-structurele koolhydraten. Tweede snede is een betere keus, al is dat meestal te veel bemest. Het hooi mag ook niet te oud zijn. Helaas heb je niet altijd invloed op al deze factoren. Zeker als je een grote partij hooi koopt is het daarom een goed idee je hooi te laten testen. Weten wat je je paard te eten geeft, is een onmisbaar onderdeel van je strijd tegen hoefbevangenheid, insulineresistentie of overgewicht.

MOET IK DE BODEM OF HET HOOI LATEN ANALYSEREN?

We hebben het al een paar keer gehad over bodem- en ruwvoeranalyse. Aan de hand hiervan kun je erachter komen of er een bepaald tekort is aan voedingsstoffen of dat de verhouding tussen bepaalde mineralen niet optimaal is. Als je weet wat je paard te weinig binnenkrijgt via zijn voeding, weet je wat je aan moet vullen. Ook de hoeveelheid suiker, zetmeel en fructaan in het ruwvoer is een belangrijk gegeven. Deze wil je zo laag mogelijk houden, terwijl je juist graag veel voedingsvezels wilt geven. Een hoog drogestofgehalte is ook een goede eigenschap van ruwvoer. Een ruwvoeranalyse geeft je deze informatie. Voor ongeveer 25 euro kun je laten testen op energie, suikers, eiwitten en drogestofgehalte. Een uitgebreide ruwvoeranalyse kost circa 125 euro. Dit is flink duurder, maar dan weet je wel hoe het zit met alle belangrijke mineralen en sporenelementen.

Je kunt ook een grondmonster laat analyseren. Mineralen die niet in de grond aanwezig zijn, zullen namelijk niet op wonderbaarlijke wijze in het gras verschijnen. Houd er rekening mee dat de uitkomst van een bodem-analyse niet representatief is voor de hoeveelheid mineralen die uiteindelijk door de grasplant opgenomen wordt. Een bodemanalyse is een goede basis voor een bemestingsadvies.

Op de site van Pavo (www.pavo.nl) kun je een ruwvoeranalyse bestellen. Ook bij BLGG (www.eurofins-agro.com) kun je hiervoor terecht. Zij doen ook bodemonderzoek.

IS ONBEPERKT HOOI ALTIJD GOED?

Misschien doet jouw paard het prima op 'all-you-can-eat', maar dit is niet het geval voor elk paard. Lange tijd zijn we ervan uitgegaan dat alle paar-den onbeperkt toegang tot hooi moesten hebben. Als zij hier in het begin te veel van aten, zou dat vanzelf minder worden. Geen toegang tot voedsel zou leiden tot stress en daarmee een verhoogde aanmaak van cortisol. Onder andere de bloedvatvernauwende effecten van dit hormoon dragen bij aan het ontstaan van hoefbevangenheid. Cortisol verlaagt ook de gevoe-ligheid voor insuline. Tegenwoordig weten we dat dit een te simpele kijk op de situatie is. Vooral voor insulineresistente paarden en paarden met PPID is de hoeveelheid snelle suikers (de enkel- en tweevoudige koolhydraten) en zetmeel die zij binnenkrijgen, bepalend voor de kans op het krijgen van hoefbevangenheid. Zet je deze dieren op onbeperkt hooi zonder dat je het hooi hebt laten testen, dan neem je een groot risico. Ook voor paarden met SIRS-gerelateerde hoefbevangenheid is onbeperkt hooi niet bij voorbaat een goed idee. Sommigen overeten zich. Snelle koolhydraten, zetmeel en fructaan komen in de dikke darm terecht en veroorzaken problemen zoals beschreven op pagina 32 onder 'Spijsverteringsproblemen'.

IS EEN HOOINET OF SLOWFEEDER EEN GOED IDEE?

Voor hooi dat aangeboden wordt in een hooinet of slowfeeder moet je paard meer moeite doen voor zijn eten. Net als bij het gebruik van een graasmasker zal hij langzamer eten. De koolhydraten komen langzamer en gelijkmatiger in het spijsverteringskanaal terecht. Ze worden hierdoor beter verteerd. De enzymen in de dunne darm hebben de tijd om de snelle koolhydraten en het zetmeel af te breken. Deze komen daardoor niet in de dikke darm terecht en kunnen daar dus niet bijdragen aan verzuring, bacteriesterfte en uiteindelijk SIRS-gerelateerde hoefbevangenheid. Fructaan komt ook afgepast de dikke darm binnen, waardoor er geen of minder verzuring optreedt. Paarden die langzamer eten hebben bovendien minder vaak last van overgewicht. Dus ja, een hooinet of slowfeeder is een goed idee.

WAT IS GRASZAADHOOI EN IS DAT GOED VOOR MIJN PAARD?

Graszaadhooi is een bijproduct van de teelt van gras voor het zaad. Het grootste deel van de niet-structurele koolhydraten zit in het zaad dat naar de zaadhandel gaat. De stengels bestaan voornamelijk uit voedingsvezels (structurele koolhydraten) en zijn, gedroogd tot hooi, goed energie-arm ruwvoer voor hoefbevangen paarden of paarden die gewicht moeten verliezen. Naast dat graszaadhooi minder energie bevat, moeten paarden ook flink kauwen op dit ruwvoer. Dit zorgt voor meer speeksel wat goed is voor de spijsvertering. De structurele koolhydraten zorgen dat de darmen harder aan het werk moeten. Gezonde darmen zijn belangrijk in het kader van hoefbevangenheid.

Er zitten ook nadelen aan graszaadhooi. Het bevat minder vitaminen, mineralen, sporenelementen en eiwitten dan gewoon hooi. Een ander probleem is dat er voor de productie van graszaad soms gebruik gemaakt wordt van gras dat opzettelijk besmet is met een schimmel die de plant sterker maakt en beschermt tegen insectenvraat. Helaas geeft deze schimmel ook een gifstof af die in verband wordt gebracht met hoefbevangenheid. Het kan ontstekingsreacties veroorzaken of verergeren en het heeft een bloedvatvernauwend effect. Een derde nadeel van graszaadhooi is dat het gras bespoten wordt om ziektes in het zaad te voorkomen. Vervolgens wordt het gras voor de oogst doodgespoten. Er wordt vaak flink met kunstmest gestrooid en de teelt vindt plaats op een door monocultuur uitgeputte bodem. Niet per definitie de ideale omstandigheden voor 'gezond' hooi.

IS BOSHOOI GOED VOOR MIJN PAARD?

Kruidenhooi, milieuhooi, natuurhooi en boshooi zijn termen voor hooi dat gewonnen wordt uit natuurgebieden. De grond in deze gebieden is lange tijd onbemest gebleven, waardoor de voedingswaarde, suikers en de hoeveelheid mineralen in het hooi dat er vanaf komt wisselend en meestal niet bekend zijn. Er is ook een hoger risico op aanwezigheid van ongewenste en giftige planten. Hier staat tegenover dat de gevarieerde samenstelling ook goed voor je paard kan zijn. Je zult ook dit hooi moeten laten testen op de samenstelling en de kwaliteit.

IN OUD HOOI ZIT TOCH BIJNA NIETS? ZAL IK DAT VOEREN?

Zodra gras wordt gemaaid, stopt de fotosynthese (de omzetting van water en koolstofdioxide in zuurstof en suikers). Een omgekeerd proces begint nu. Suikers worden omgezet in water en kooldioxide. Dit gaat door totdat het vochtgehalte van het maaisel onder de 40% komt. Gras dat lang genoeg gedroogd is geeft daardoor hooi met weinig niet-structurele koolhydraten. Sommige mensen geven heel oud hooi in de veronderstelling dat hier nog minder niet-structurele koolhydraten in zitten. Dit is niet het geval. Oud hooi bevat alleen minder vitaminen. Met name vitamine A, D en E. Vooral als je paard geen gras, maar alleen hooi eet, is vitamine E juist erg belangrijk.

KAN IK KUILGRAS OF VOORDROOG GEVEN?

Gras dat door vergisting wordt geconserveerd noemen we kuilgras. Het wordt in plastic verpakt als het vochtgehalte van het maaisel nog hoger dan 70% is. Het bevat veel eiwitten. Een deel van de eiwitten wordt afgebroken tot ammoniak. Dit belast de lever en nieren en het verstoort de bacteriecultuur in de dikke darm. Niet handig voor een paard dat hoefbevangen is of het makkelijk wordt. Voordroog is gras dat verpakt wordt als het vocht-percentage van het maaisel tussen de 40% en 60% ligt. Het gras heeft langer kunnen groeien en bevat daardoor minder eiwitten dan kuilgras. Het drogestofgehalte van voordroog is hoger dan dat van kuilgras. Wil je voordroog geven, hanteer dan dezelfde selectie-eisen als bij hooi: grofstengelig, laag in niet-structurele koolhydraten en een zo hoog mogelijk droge-stofgehalte.

IS GEWEEKTE BIETENPULP GOED VOER VOOR MIJN PAARD?

Bietenpulp blijft over bij de productie van suiker uit suikerbieten. De suiker is er dus uit. Wat overblijft zijn alleen goed verteerbare voedingsvezels. Deze bevatten veel calorieën die langzaam vrijkomen. Het suiker- en zetmeel-gehalte ligt onder de 8%. Goed voedsel dus voor hoefbevangen paarden of paarden die dat makkelijk worden. Omdat bietenpulp te weinig vitamine A en selenium bevat, mag het niet het hoofdbestanddeel van het dieet van je paard zijn. Het bevat veel ijzer, wat voor insulineresistente paarden weer niet zo goed is. Het kan ook lastig zijn om de verhouding tussen calcium en fosfor goed te krijgen als je veel bietenpulp voert. Je kunt het beste met een voedingsdeskundige overleggen als je bietenpulp wilt gaan voeren.

IK WIL MIJN PAARD AF EN TOE IETS LEKKERS GEVEN. WAT KAN IK VEILIG GEVEN?

Hoe graag je paard ook appeltjes, paardensnoepjes, suikerklontjes en andere versnaperingen lust: hij heeft ze niet nodig. Voor hoefbevangen paarden zijn deze hapjes zelfs ongezond. Wil je je paard een voedselbeloning geven of gewoon iets lekkers toestoppen, dan zijn de volgende lekkernijen veilig voor hem: courgette, pompoen, komkommer, selderij, sla, koolblad, zonnebloem- en pompoenpitten, pinda's met dop en al en erwtenpeulen.

HUISVESTING EN BEWEGING

IK WIL DE HUISVESTING AANPASSEN VOOR MIJN HOEFBEVANGEN PAARD. WAT KAN IK DOEN?

Het zou geweldig zijn als je 30 hectare woeste grond zou hebben waar je paard het hele jaar rond, in kudddeverband zijn eigen kostje bij elkaar kan scharrelen. De werkelijkheid is dat de meeste paardeneigenaren maar beperkte ruimte, tijd en middelen om helemaal aan de natuurlijke sociale, voedsel- en bewegingsbehoeften van hun paard kunnen voldoen. Laat dit je niet tegenhouden wel in die richting te kijken. De leefomgeving van je paard is altijd te verbeteren en elke stap in de goede richting is er één. Er is met wat creativiteit en samenwerking met anderen veel mogelijk. Probeer in elk geval je paard zo veel mogelijk van stal te houden. Stalrust is geen oplossing maar een van de deeloorzaken. Op stal kan een paard nauwelijks bewegen. Hierdoor gaat de doorbloeding van de hoeven achteruit. Daar komt dan nog stress bij die voor een verhoogde aanmaak van cortisol en adrenaline zorgt. Als het even kan bied je continue weidegang met een inloopstal of natuur-lijke schuilgelegenheid. Dit doe je uiteraard alleen als het gras 'veilig' is en dus zo min mogelijk koolhydraten bevat (zie p. 97). Heb je geen beschik-king over een weiland, zet je paard dan zoveel mogelijk in een paddock of rijbak. Bij gebrek aan paddock is soms met schriklint op het erf een tijdelij-ke oplossing te creëren. Als dit allemaal echt niet mogelijk is, kun je mis-schien een paar stallen samentrekken tot een loopstal. Op pagina 109 lees je wat een paddock paradise is. Dit is absoluut de beste huisvesting voor je hoefbevangen paard.

MIJN PAARD STAAT BIJ EEN PENSION WAAR IK HEM NIET ZO VEEL IN EEN PADDOCK KAN ZETTEN ALS IK WIL. HOE LOS IK DIT OP?

Mag het niet van de pensionhouder, heb je geen tijd om hem in en uit de paddock te halen of kan het echt niet? In het eerste geval kun je toch het beste nog eens aan tafel gaan zitten met de pensionhouder. Leg hem uit dat het voor nu even heel belangrijk is dat je paard de bewegingsvrijheid krijgt die hij nodig heeft. In het tweede geval kun je overleggen met andere paardeneigenaren. Als jij hun paarden 's morgens buitenzet kunnen zij jouw paard 's avonds weer binnenhalen. Samen kom je vaak een heel eind. Kan het om een andere reden echt niet, dan kun je misschien gebruik maken van de rijbak om je paard in te zetten. Of het wordt tijd om uit te kijken naar een pension waar je paard wel de ruimte krijgt die hij zo hard nodig heeft. Tot die tijd geef je je paard beweging door met hem te wandelen, grondwerk te doen of te spelen.

DE PENSIONHOUDER WIL MIJN PAARD NIET ANDERS VOEREN DAN DE ANDERE PAARDEN. WAT MOET IK DOEN?

Wat lijkt op onwillendheid is vaak onwetendheid. Leg hem uit hoe het zit met suikers, hooisoorten, geweekt hooi en bietenpulp. Wees geduldig en niet veroordelend. Houd er rekening mee dat iemand die al 25 jaar met succes een paardenpension heeft, niet altijd gelijk open staat voor advies van ie-mand die 'net komt kijken'. Je kunt hem dit boek een weekje uitlenen.
Je dierenarts zou hem ook kunnen vertellen dat er een medische noodzaak is voor aangepaste voeding. Sommige mensen zijn gevoeliger voor de auto-riteit van de dierenarts dan voor de wensen van een klant.

Het kan ook zijn dat hij het belang van andere voeding wel inziet, maar gewoon de tijd niet heeft om het anders te doen voor maar één paard.
Bied aan te helpen of een ander taakje van hem over te nemen in ruil voor de extra tijd die hij kwijt is om hooi te weken voor jouw paard. Je kunt diensten uitruilen met een andere pensionklant. Hij zorgt dat de slowfeeder voor jullie paarden gevuld blijft en jij draagt zorgt voor de strookbegrazing met prikpaaltjes.

En natuurlijk zijn er pensionhouders die het allemaal maar grote onzin vinden. "Paarden krijgen al honderden jaren graan en zo moet het altijd blijven". De oplossing is dan: de 'P' van paardenstalling, in de gouden gids.

WAT IS EEN PADDOCK PARADISE?

Heb je weleens in een moderne dierentuin rondgelopen en bewonderend gekeken naar hoe de leefomstandigheden van de wilde dieren zo goed mogelijk worden nagebootst? Met een paddock paradise kun je dit ook voor je paard doen. Een paddock paradise is een leefomgeving die zo veel mogelijk in de natuurlijke sociale, voedsel- en bewegingsbehoeften van paarden voorziet. Het idee is gebaseerd op het gegeven dat paarden in het wild steeds dezelfde vaste routes volgen die gebieden met water, voedsel, mineralen en andere interessante elementen met elkaar verbinden. Het uitgangspunt is een rondom het weiland lopend breed pad, hier en daar verbonden met een aantal grotere paddocks of stukken weiland. Op de route kun je allerlei natuurlijke elementen en uitdagingen creëren om beweging te stimuleren. Zo kun je hooiplaatsen, drinkwatervoorziening en liksteen ver van elkaar aanbrengen en inloopstallen of andere schuilmogelijkheden bouwen. Je kunt het pad door een bosrand of een windsingel laten lopen. Verharding met tegels, betonplaten of keien zien we ook vaak in het paddock paradise. Voor een paard met gevoelige hoeven is dit niet altijd de beste keuze. Het kan voor overbelasting en pijn zorgen. Loopt je hoefbevangen paard al in een paddock paradise rond, kijk dan of je deze elementen kunt verwijderen, vervangen door rubberen matten of afzetten met een veilige afrastering.

ALS MIJN PAARD OP STAL STAAT, MOET IK DAN STALMATTEN NEERLEGGEN?

Hoefbevangen paarden hebben vaak meer last van hun voeten als ze op een harde ondergrond staan. Dit komt doordat de beschadigde lamellen-verbinding en de soms ontstoken zoollederhuid meer onder druk komen te staan. Omdat je je paard niet 24/7 op hoefschoenen kunt laten staan, kunnen rubberen stalmatten een tijdelijke oplossing bieden. Kies voor matten met een drainagesysteem. Urine kan dan via de ondervloer wegstromen. Dit voorkomt schimmels en bacteriën en verlaagt daarmee de kans op rotstraal en witte lijn-ziekte. Je zult de matten nog steeds regelmatig moe-ten weghalen om de boel goed schoon te maken. Laten we nog even voor de zekerheid herhalen: stalmatten zijn een noodoplossing in het geval dat je echt geen andere oplossing hebt dan je paard in een stal op te sluiten.

MOET IK HET WEILAND BEMESTEN?

Als de grasplant voedingsstoffen tekortkomt, verloopt de groei niet goed. Het suikergehalte van het gras neemt toe. Vooral stikstof- en fosfor-tekorten zorgen voor suikerrijk gras. Grazende paarden nemen stikstof op via de voeding. Het grootste deel ervan gaat via de mest in de lucht verlo-ren. Bij een tekort aan voedingsstoffen in de bodem bevat het gras boven-dien niet de vitaminen en mineralen die belangrijk zijn voor je paard of de verhouding tussen bepaalde mineralen is niet goed. In een weiland waar het gras niet goed groeit bestaat bovendien een risico op overbegrazing en daarmee suikerrijk gras.

Bemesten kan uitkomst bieden, maar ga niet zelf lopen rommelen met meststoffen. Laat eerst een bodemanalyse doen. Deze laat zien hoe het ervoor staat met de voedingsstoffen in de bodem. Met een bemestings-advies van het laboratorium kun je daarna gericht en verstandig bemesten. Het doel moet zijn om de voedingsstoffen in evenwicht te brengen voor een normale groei. Je wilt namelijk ook niet dat het gras als een gek gaat groei-en door de bemesting. Wat je wél wilt is diversiteit in de begroeiing van je weiland. Niet elk bemestingsadvies houdt daar rekening mee. Benadruk bij het laboratorium dat jij dit belangrijk vindt.

Als je kunstmest gebruikt, moet je paard tijdelijk ergens anders staan. Chemische meststoffen zijn giftig en kunnen SIRS-gerelateerde hoef-bevangenheid veroorzaken. Laat je paard niet grazen voordat de regen alle meststoffen van het gras heeft verwijderd en in de grond heeft gespoeld. Het liefst gebruik je natuurlijke, dierlijke meststoffen. Het gebruik van com-post of humus is ook een veilige manier van bemesten. De samenstelling van meststoffen is hiermee alleen niet af te stemmen op de tekorten in de bodem. Dit is een nadeel.

ZAL IK HET WEILAND LEKKER KORT MAAIEN?

Je wilt geen bloeiend of zaadvormend gras in je weiland. De bloemen en de zaadkoppen bevatten namelijk veel niet-structurele koolhydraten. Van paarden is bekend dat ze hier dol op zijn en er zelfs naar op zoek gaan bij het grazen. Probeer met een goed begrazingsplan, zoals strookbegrazing en weilandrotatie, te voorkomen dat gras gaat bloeien, zaad gaat vormen of juist te kort wordt.

Als maaien de enige oplossing is om bloei te voorkomen, doe dit dan met beleid. Maaien terwijl er nog geen bloemen of zaadkoppen in het gras zitten is onnodig en kan zelfs de hoeveelheid suiker in het gras laten stijgen. Stel de maaihoogte zo in dat het deel van de grasstengel waar de zich ontwik-kelende zaadkoppen inzitten, afgemaaid worden. Het gras gaat nu meer uitlopers aanmaken en beter wortelen. Korter maaien heeft geen nut. Te kort maaien zorgt zelfs dat het gras te veel zonlicht krijgt, waardoor de hoeveelheid NSK stijgt. Het is overbodig om te zeggen, maar het maaisel is natuurlijk geen paardenvoer.

KAN IK MIJN PAARD HET BESTE 'S NACHTS OP HET LAND ZETTEN OF JUIST OVERDAG?

Grofweg tussen twaalf uur 's nachts en tien uur 's morgens is de hoeveel-heid suiker in het gras het laagst. Voor een paard met hormonale problemen dat snel hoefbevangen wordt, zou het een goed idee zijn hem alleen tijdens deze periode in het weiland te laten. Gaat de temperatuur 's nachts onder de vijf graden, dan neemt de hoeveel suikers in het gras toe. Tijdens koude nachten is weidegang daarom niet aan te raden.

IK HEB EEN STUKJE BOS NAAST HET WEILAND. ZAL IK MIJN PAARD DAARIN LATEN?

Schaduw vertraagt het stijgen van de hoeveelheid suiker in het gras gedurende de dag. In het bos is veel schaduw. Het gras dat er groeit is daardoor meestal suikerarm. Je paard moet ook meer moeite doen om zijn eten tussen de bosbeplanting bij elkaar te scharrelen. Het eettempo gaat hierdoor omlaag. Het voedsel komt langzamer en gelijkmatiger in het spijsverteringskanaal en de koolhydraten worden beter verteerd. En dan is er ook nog de extra beweging die je paard krijgt. Bosgrond is namelijk wat uitdagender dan weiland. Let wel op de aanwezigheid van ongewenste planten en bomen en obstakels, zoals stronken, konijnenpijpen of oude afrasteringen. Een paard met extreem gevoelige hoeven laat je liever nog even niet op lastige ondergrond lopen. Misschien dat het met stevige hoefschoenen die goed blijven zitten wel mogelijk is.

MIJN PAARD MOET EEN TIJDJE ALLEEN STAAN. HOE ZORG IK DAT HIJ ZICH NIET VERVEELT OF GESTRESST WORDT?

Een paard dat uit zijn kudde wordt gehaald en apart wordt gezet raakt gemakkelijk van slag. De stress die dat veroorzaakt is niet goed voor zijn herstel. Naast het effect dat op pagina 35 beschreven staat, kan een afgezonderd paard uit onrust en onzekerheid dwangmatig gaan bewegen. Dit overbelast zijn hoeven. Zorg dat hij zijn maatjes kan zien of geef hem gezelschap van één van hen of van een schaap of geit. Gezelschap is voor een hoefbevangen paard heel belangrijk. Het zorgt niet alleen voor meer en natuurlijkere beweging, maar maakt ook dat het paard zich beter voelt. Wie zich beter voelt, geneest beter.

Als gezelschap bieden niet mogelijk is, zorg dan dat hij jou in ieder geval vaak ziet. Poets hem, knuffel hem, speel met hem en praat tegen hem. Staat hij op stal dan kun je een bal ophangen of een knolraap. Dit doet geen wonderen, maar sommige paarden vermaken zich er eventjes mee. Stukjes zure appel uit een waterbak vissen is ook iets wat sommige paarden wel grappig vinden.

WANNEER KAN MIJN PAARD WEER LOPEN?

Na overleg met je dierenarts kun je je paard vanaf Obel 1 (zie p. 53) voorzichtig en begeleid laten bewegen. Weet je niet zeker of je paard in Obel 1 of 2 zit, dan kun je ook kijken naar hoe hij reageert op beweging. Als hij na één minuut merkbaar beter gaat lopen, dan is dit een aanwijzing dat hij wel wat beweging aankan. Laat dit ook door een objectieve buitenstaander beoordelen. Het risico bestaat dat jij iets te graag wilt dat het al beter gaat met je paard en hem daardoor te vroeg overvraagt.

Geef beweging op goed bekapte hoeven en bij voorkeur op hoefschoenen met zachte inlegzooltjes. Zorg ook dat je de oorzaak van de hoefbevangenheid kent en aangepakt hebt.

WANNEER KUNNEN WE WEER GAAN RIJDEN?

Rijden doe je pas als je paard weer in Obel 0 zit. Denk trouwens niet dat Obel 0 gelijk staat aan 'volledig genezen'. De hoeveelheid pijn weerspiegelt zeker niet altijd hoeveel het hoefweefsel nog beschadigd is. Verder moet de zool van het paard moet ongeveer een centimeter dik zijn. Je hoefverzorger kan dit bij benadering vaststellen. De dierenarts kan het aan de hand van een röntgenfoto met zekerheid zeggen. Rijd in het begin met hoefschoenen met inlegzooltjes. Voer het rijden langzaam en gelijkmatig op in lengte en intensiteit. Maak de afstanden niet te lang, belast het paard niet te veel en rijd in een rustig tot middelmatig tempo. Rijd op een ondergrond die niet te hard (asfalt) of te zacht is (heel mul zand). Laat je paard zelf bepalen waar hij zijn hoeven neerzet. Let goed op signalen van pijn of vermoeidheid van je paard en respecteer deze. Het rijden moet in zijn voordeel zijn, niet in dat van jou.

HOEFVERZORGING

KAN MIJN PAARD OP BLOTE VOETEN?

Van de vijf miljoen jaar dat het paard bestaat, loopt hij er ongeveer vijf-duizend niet op zijn eigen, mooie blote voeten. Dat is één promille van zijn hele bestaan. Het zou raar zijn als in die korte periode zijn hoeven zo veel veranderd waren dat hij voortaan afhankelijk zou zijn van een aangeklede aap met een hamer, een aambeeld en wat stukken ijzer om normaal te kunnen lopen. We weten tegenwoordig gelukkig dat als de leefomstandig-heden en het gebruik in het voordeel van het paard worden aangepast, elk gezond paard op zijn eigen hoeven kan lopen. Of elke ruiter, trainer, gokker bij de drafbaan, verzekeraar en sponsor vindt dat dit ook voor elk paard moet gebeuren, is een vraag die we in dit boek nou net even níet gaan beantwoorden.

Maar hoe zit het nou met het woord 'gezond', twee zinnen hierboven? Er bestaat toch niet voor niets allerlei modern therapeutisch beslag dat spe-ciaal ontwikkeld is voor hoefbevangen paarden? Dat bestaat inderdaad. Of het doet wat het zou moeten doen, is een tweede. Veel ervan richt zich op symptoombestrijding of is gebaseerd op aannames of achterhaalde kennis over anatomie, functie van weefsels en biomechanica. Sommig hoefbeslag is wel ontwikkeld op basis van de uitkomsten van wetenschappelijk onder-zoek. Dat onderzoek richt zich dan op één enkel aspect. Als dat ene aspect verbeterd wordt, wil dat niet zeggen dat alle andere nadelen van beslag opeens op magische wijze verdwijnen. Plus dat die onderzoeken zo goed als nooit een vergelijking maken tussen het speciale beslag, hoefschoenen en een blootvoetse benadering. De eerlijkheid gebiedt te zeggen dat goed onderzoek naar het effect van correctief bekappen van bevangen hoeven ook nog schaars is.

Nu je voeding, huisvesting en beweging al zo in overeenstemming hebt gebracht met de aard en de behoeften van je paard, doe je er goed aan op het gebied van hoefverzorging die lijn door te trekken. Een goede, moderne hoefverzorger weet heel goed hoe hij een bevangen hoef moet helpen zon-der daarbij naar ijzeren oplossingen te grijpen.

HOE WORDT EEN BEVANGEN HOEF BEKAPT?

Het bekappen van een bevangen hoef is nauwelijks anders dan het bekappen van een gezonde hoef. Een moderne hoefverzorger richt zich in beide gevallen op het balanceren van de hoef, het verbeteren van de vorm en het optimaliseren van de krachtverdeling. Dit zorgt in het geval van hoefbevangenheid voor een vermindering van pijn, een beter hoefmechanisme en daarmee tot sneller herstel. Simpel gezegd is het doel van bekappen: een gezonde hoefcapsule, goed verbonden om de interne voet heen laten groeien. Je moet de hoefcapsule zien als de schoen van de interne voet. Hoe beter deze schoen past, hoe beter je paard loopt, hoe sneller hij geneest.

Omdat de achterkant van de hoef in het algemeen buiten schot blijft bij hoefbevangenheid, willen we dat het paard daar zijn gewicht draagt. Dit geeft een goede schokdemping, een goede doorbloeding en het zorgt voor het netjes afwikkelen van de hoef. Een tweede en erg belangrijk doel bij het bekappen, is om de druk van de beschadigde lamellenverbinding af te halen, zodat deze weer gezond kan aangroeien. Druk van het hoefbeen van binnenuit op de zool willen we ook niet hebben. Voor deze laatste twee punten is het nodig dat het hoefbeen parallel met de grond komt te staan zodra het paard zijn hoef in beweging belast. Nu kunnen we natuurlijk niet in één A5-paginaatje uitleggen hoe dit allemaal gedaan wordt, maar globaal komt het hierop neer:

- De hielen worden laag gehouden, zo snel mogelijk op dezelfde lijn als het breedste deel van de straal geplaatst en eventueel een klein beetje afgeschuind. Je hoefverzorger probeert zo het landen op de hiel te bevorderen. Ook zal het hoefbeen op deze manier parallel met de ondergrond komen.
- De druk in de kwartieren (zijkanten) van de hoef wordt weggenomen om de gezondheid van het hoefkraakbeen te verbeteren.
- De hoefwand wordt in het teengedeelte kortgeknipt en afgerond. Zo blijft deze daar vrij van de grond, waardoor de beschadigde lamellenverbinding zo min mogelijk belast wordt. Zo nodig wordt de lamellenwig (zie p. 13) gedeeltelijk weggeraspt.
- Flares worden om dezelfde reden verwijderd.

- De zool wordt met rust gelaten om nog zoveel mogelijk bescherming aan het hoefbeen te geven.
- De steunsels worden ingekort om druk op gevoelige weefsels in de hoef te verminderen.
- De straal houdt zijn functie als schokdemper en draagt grotendeels mee. Waar deze de straalgroeven afsluit, snijdt je hoefverzorger hem wel kort. Het vuil moet uit de groeven weg kunnen.
- Door bacteriën of schimmels aangetaste delen van de straal en de witte lijn worden schoongesneden en behandeld.

HOE VAAK MOET MIJN PAARD BEKAPT WORDEN?

De voeten van een hoefbevangen paard moeten veel vaker bekapt worden dan die van een gezond paard. In het begin kan het zijn dat je hoefverzorger elke drie weken op je stoep staat. Later kan dat teruggebracht worden naar elke vijf weken. Het kan nodig zijn dat jij tussen zijn bezoeken in zelf een hoefrasp moet pakken om de hoeven bij te werken. Je hoefverzorger zal je heel precies uitleggen wat je wél en wat je vooral níet moet doen.

Zolang de vorm en de balans van de hoef niet hersteld zijn, zal de krachtinwerking op de zieke weefsels in de hoef het probleem in stand houden. Je hoefverzorger wil dit zo snel mogelijk verhelpen. Daarom stelt hij voor om zo vaak langs te komen. Het middel mag niet erger zijn dan de kwaal. Het verlagen van hoge hielen bijvoorbeeld, doet hij niet in één keer, maar in stapjes. Zo voorkomt hij dat er in één keer te veel spanning op de diepe buigpees komt te staan. Ook kan de hoef zó misvormd zijn dat de doorbloeding afgeknepen wordt. Bepaalde voor de hoefgroei belangrijke aminozuren komen hierdoor niet overal in de hoef even goed terecht. Hierdoor krijgt je paard kelkvormige hoeven met hoge hielen. Frequent bekappen helpt om dit probleem op te lossen.

Het is prijzig om je hoefverzorger zo vaak te laten komen, maar goedkoop is duurkoop. Beknibbelen op de hoefverzorging gaat de genezing enorm vertragen. Uiteindelijk blijf je daardoor zitten met dierenartsrekeningen die flink hoger zijn dan die van je hoefverzorger.

WAT IS HET VERSCHIL TUSSEN NATUURLIJK, ANATOMISCH EN TRADITIONEEL BEKAPPEN?

Er bestaan allerlei benamingen voor verschillende manieren van bekappen. De fanatiekste aanhangers van elke methode beweren dat het andere kamp de voeten van het paard om zeep helpt. De traditionele hoefverzorgers (lees: hoefsmeden) krijgen het verwijt dat ze altijd elke hoef bekappen alsof er een ijzer onder moet, waarna ze dat ijzer niet plaatsen. Hun antwoord is dat zij altijd de ellende moeten opknappen van de natuurlijke bekappers die een weekendcursusje hebben gedaan. De anatomisch bekappers vechten elkaar de tent uit over de hoogte van de hielen of het al dan niet bijsnijden van de straal. Als je houdt van drama, moet je hier vooral in meegaan.

Als je meer resultaatgericht bent, kijk je naar de kennis, kunde en ervaring van degene die de hoeven van je paard bekapt. Is hij modern en houdt hij de ontwikkelingen op zijn vakgebied bij? Snapt hij echt hoe een hoef anatomisch en functioneel in elkaar zit? Worden de hoeven alsmaar beter sinds hij je paard bekapt? Kan hij je uitleggen wat hij doet en waarom? Heb je vier keer 'ja' geantwoord, dan kan het maar zo zijn dat je de juiste te pakken hebt voor jouw paard. Wat voor soort bekapper hij zichzelf noemt is dan niet zo belangrijk.

IS EEN HOEFVERZORGER IETS ANDERS DAN EEN HOEFSMID?

Hoefverzorger, bekapper, hoefsmid, natural balance smid en zelfs paardenpodoloog. Allemaal benamingen voor mensen die zich vakmatig bezighouden met de hoeven van paarden; allemaal collega's van elkaar ook. Zodra iemand met een tang, een rasp en een hoefmes aan de voeten van een paard komt, is hij een hoefverzorger. Dit is dus de breedste term. Komt er hoefbeslag bij kijken, dan heb je te maken met een smid. Dat hoefbeslag kan van ijzer zijn of van kunststof en de smid kan met zijn beslag proberen blote voeten na te bootsen. Omdat we in dit boek uitgaan van onbeslagen hoeven, gebruiken we het woord 'hoefverzorger' voor al deze vakmensen, zolang ze geen objecten vastnagelen of -lijmen aan de hoeven. Hoefschoenen vallen daarmee onder de blootsvoetse benadering. Na gebruik kun je ze uitdoen en opbergen.

HOE VIND IK EEN GOEDE HOEFVERZORGER?

Vertrouwen komt te voet en gaat te paard, zegt het spreekwoord. Goede hoefverzorgers hebben vaak jaren ervaring. Dit wil niet zeggen dat vakmensen die net begonnen zijn niet goed kunnen zijn, maar in het geval van een flinke hoefbevangenheid doe je er toch goed aan om iemand te kiezen die al meer gevallen van deze aandoening met succes heeft behandeld. Dat vertrouwen in zijn werk vind je ook terug in de grote hoeveelheid tevreden klanten die hij heeft. Vraag om je heen naar de ervaringen die anderen met hem hebben. Iemand die echt goed werk aflevert, wordt je van alle kanten aangeraden; prutsers vallen overal door de mand. En dat je beste vriendin zegt dat haar smid heel aardig is, altijd op tijd, niet te duur en erg goed met paarden, is geen garantie dat hij verstand heeft van bevangen hoeven.

Heb je iemand gevonden, voel je dan niet bezwaard om hem van tevoren te vragen hoe hij hoefbevangenheid aanpakt. Als je in grote lijnen weet hoe een bevangen hoef bekapt wordt en deze hoefverzorger komt met een heel ander verhaal, vraag hem dan hoe dat zit. Wijs hem niet direct af, maar laat hem uitleggen waarom hij zo te werk gaat. Denk na over zijn uitleg en vraag eventueel de mening van anderen. Vraag ook of je eens mag kijken naar de hoeven van paarden van zijn klanten. Al moet de klant in kwestie dat natuurlijk ook zien zitten. De mening van dierenartsen in de regio waar deze hoefverzorger mee samengewerkt heeft, kan ook van pas komen.

MIJN PAARD HEEFT TE VEEL PIJN OM EEN VOET TE GEVEN BIJ DE HOEFVERZORGER. WAT KAN IK DAARAAN DOEN?

Het bekappen van een bevangen hoef vraagt meer tijd en meer oog voor detail dan een gezonde hoef. Een paard dat door de pijn rusteloos heen en weer staat te bewegen, maakt het werk er niet makkelijker op. Als het voor je paard te pijnlijk is om een voorbeen te geven, kan een hoefschoen aan het andere voorbeen uitkomst bieden. Een kniematje voor in de tuin, een stuk isolatieplaat of een pluk stro om op te staan kan ook verschil maken. Kan je paard echt niet op drie benen kan staan, dan kun je een constructie maken die hem ondersteunt. Doe dit alleen als je zeker weet dat je deze stevig genoeg kunt maken. Sommige hoefverzorgers hebben een mobiele bekapstal. Deze zijn ook te huur.

Je kunt aan je dierenarts vragen of hij een licht verdovend middel heeft dat je kunt geven. In sommige gevallen zal ook dat niet voldoende zijn. Hij moet dan komen als je een afspraak hebt met de hoefverzorger, om je paard een verdovende injectie te geven. Bijkomend voordeel is dat deze twee vakmensen dan van gedachten kunnen wisselen over de toestand van je paard. Als je paard zoveel pijn heeft is hij trouwens misschien beter af in een veterinaire kliniek. Vraag je dierenarts hoe hij hierover denkt.

MIJN PAARD IS GEVOELIG OF ZELFS KREUPEL NA HET BEKAPPEN. IS DAT NORMAAL?

In een bevangen hoef is van alles mis. Na een bekapping is de krachtinwerking op zowel ziek als gezond weefsel anders. Het kan zijn dat je paard daaraan moet wennen of er gewoon doorheen moet. Misschien loopt hij er wel een poosje gevoelig door. Een goede hoefverzorger ziet dit aankomen en waarschuwt je ervoor. Hij zal je ook uitleggen waar de gevoeligheid door veroorzaakt wordt en hoe lang hij verwacht dat deze gaat duren. Het beste zou natuurlijk zijn als je paard geen last heeft van die gevoeligheid. Je hoefverzorger kan je adviseren over het gebruik van hoefschoenen om dit te regelen.

Echt kreupel mag je paard niet zijn na een bekapping. Als dit het geval is, is de bekapping te drastisch of juist te voorzichtig geweest. In één keer enorm hoge hielen helemaal kort zetten, is vragen om moeilijkheden. Steunsels niet voldoende bijsnijden waardoor ze binnenin de hoef in de zachte weefsels 'prikken', geeft ook pijn. De kreupelheid kan komen door onkunde of gebrek aan inzicht of ervaring van de hoefverzorger. Heel vervelend, maar zeker iets wat je met hem moet bespreken. Je gaat hem niet vertellen hoe hij moet werken, maar je kunt wel zeggen dat je het niet oké vindt dat je paard stokkreupel is na elke bekapping. Laat je niet afschepen met een antwoord als: "Wie is hier nou de vakman?" Een vakman bekapt geen enkel paard kreupel.

Laten we eerlijk zijn. Het kan indirect ook door jou komen. Soms heeft je hoefverzorger röntgenfoto's nodig om de juiste inschatting te maken. Als hij daarom vraagt en jij wilt ze niet laten maken, kun je je afvragen wiens fout het is dat je paard niet goed loopt na de bekapping. Je hoefverzorger heeft min of meer op de gok moeten werken. Volg zijn adviezen ook goed en consequent op. Niet gaan rijden betekent niet gaan rijden. Stap je dan toch op je paard, dan kun je het een ander niet aanrekenen als het misgaat.

WAT KAN IK ZELF AAN DE HOEVEN DOEN TUSSEN DE BEZOEKEN VAN MIJN HOEFVERZORGER?

Het bekappen van een bevangen hoef vraagt om ervaring, inzicht, kennis en kunde die maar weinig paardeneigenaren kunnen hebben. Dit komt doordat het meestal de eerste keer is dat zij te maken krijgen met zo'n hoef. Je laat dit daarom over aan een professionele hoefverzorger. Ook als je de hoeven van je andere paarden zelf bekapt. In goed overleg met je hoefverzorger kun je tussen zijn bezoeken in toch nuttig werk verrichten. Hij kan je uitleggen hoe je het teengedeelte van de hoef kort kunt houden zodat dit de grond niet gaat raken. Zo komt er geen druk op de beschadigde lamellenverbinding, waardoor de genezing sneller verloopt. Hetzelfde geldt voor flares (zie p. 26). Complicaties zoals straalinfectie of witte lijn-ziekte (p. 123) moeten dagelijks behandeld worden. Dat kun jij mooi doen, nadat je hoefverzorger de boel heeft schoongesneden en de behandeling heeft ingezet. Hij vertelt je welke middelen je het beste kunt gebruiken.

Ga nooit op eigen houtje zitten snijden of raspen in een bevangen hoef. Voor je het weet breng je meer schade toe dan dat je goed doet. Vraag je hoefverzorger óf je iets kunt doen en vooral hóe je dat doet. Laat hem je werk ook beoordelen.

MIJN PAARD HEEFT NU EEN HOEFABCES. IS DAT NORMAAL? WAT DOE IK DAARAAN?

Als de doorbloeding van de hoef terugloopt, bijvoorbeeld door vochtophoping (oedeem), wordt afgestorven weefsel en opgehoopt bloed niet goed af-gevoerd. Het raakt geïnfecteerd en veroorzaakt een hoefabces. Dit soort abcessen verschijnen één tot twee maanden na het ontstaan van de hoef-bevangenheid aan de kroonrand, in de witte lijn of boven de hoefballen.

Als het hoefbeen gekanteld of gezonken is, drukt het van binnenuit tegen de zool. Hierdoor sterft er ook weefsel af. Bovendien kan een zoolkneuzing ontstaan. Bij een kneuzing wordt de kwaliteit van het hoorn van de zool min-der. Bacteriën dringen binnen en veroorzaken een zoolabces. Bij een dunne zool is dat risico nog iets groter. Via de verbrede witte lijn of de lamellenwig kunnen er ook bacteriën de hoef inkomen.

Weetje: een hoefabces en een hoefzweer is niet hetzelfde. Een zweer is een geïnfecteerde plek aan de buitenkant van het lichaam. Een abces is een ophoping van pus in een afgesloten ruimte ín het lichaam.

Abcessen zijn een medisch probleem. De dierenarts moet hier iets aan doen. Helaas is de gewoonte ontstaan dat hoefsmeden dit taakje toe-geschoven krijgen. Hun gereedschap is niet steriel en zij kunnen niet de nazorg bieden die nodig is. Als het mis gaat zit je met nieuwe abcessen, een infectie of een flinke bloedvergiftiging. Nadat de dierenarts een abces opengelegd heeft, kun jij de zorg op je nemen om de wond goed schoon te houden en te verbinden. De dierenarts legt je uit hoe dit in zijn werk gaat. Het gat dat een uitgebroken kroonrandabces in de hoefwand maakt zal naar beneden uitgroeien. Houd die plek in de gaten. Het is mogelijk dat er zich een schimmel in gaat nestelen. Behandel dan met een schimmeldodend middel. Vaak is gewone witte keukenazijn met een paar druppels thee-boomolie al voldoende.

Om opensnijden te voorkomen kun je soms wachten tot het abces rijpt en vanzelf uitbreekt. Om dit sneller te laten gebeuren, weken sommige mensen de hoef in warm water met groene zeep. Hoewel dit effectief is, moet je er rekening mee houden dat de zool en de witte lijn erdoor verzwakken. De kans op het binnendringen van nieuwe bacteriën wordt er groter door.

WAT IS WITTE LIJN-ZIEKTE? MOET IK DAT ZELF BEHANDELEN?

Witte lijn-ziekte is een aantasting van de hoefwand door een combinatie van bacteriën en schimmels. Deze infectie kan alleen optreden als de hoornkwaliteit van de hoefwand al van matige kwaliteit is. De bacteriën en schimmels zijn dus niet de hoofdoorzaak. Het is een klusje voor je hoefverzorger om dit te behandelen. Vaak moet er namelijk een groot deel van de hoefwand verwijderd worden. Daarna moet de aangetaste plek regelmatig door jou behandeld worden. Hier zijn allerlei middelen voor. Afhankelijk van hoe ernstig de aantasting is, zal je hoefverzorger of dierenarts besluiten welk middel het beste is. Je moet niet zomaar zelf iets kiezen. Hoe heftiger het middel, hoe groter de kans op uitdroging en aantasting van gezond of aangroeiend weefsel.

Voorkomen is altijd beter dan genezen. Probeer uit te vinden waardóór de kwaliteit van het hoornweefsel zo slecht is. Vaak is dat terug te voeren op voeding. Tekorten aan bepaalde sporenelementen en aminozuren en een verkeerde verhoudingen tussen ijzer, koper, zink en mangaan worden in verband gebracht met slecht hoornweefsel. Ook mechanische oorzaken, zoals een te lange hoefwand of standafwijkingen die de hoefwand overbelasten, zorgen voor beschadigingen die toegang aan schimmels geven. De misvormde hoefwand in het geval van hoefbevangenheid is ook een bekende oorzaak. Stoffen in de mest en urine van het paard tasten de hoorncellen aan. Te natte ondergrond maakt de zool en de witte lijn te zacht, terwijl te droge hoeven makkelijk scheuren. De schimmel profiteert hier direct van. Ook de hoefnagelgaten zijn vaak het begin van witte lijn-ziekte.

MOET MIJN PAARD HOEFSCHOENEN HEBBEN?

Ja, we willen alle paarden het liefst altijd op blote voeten zien. Nee, hoefschoenen gebruiken doet daar niets aan af. Hoefschoenen zijn een hulp-
middel om de tijd die nodig is om te genezen beter, sneller en pijnvrij door
te komen. Na verloop van tijd heb je ze niet meer nodig. Pijnvrij bewegen
zorgt voor betere doorbloeding en voor een snellere ontwikkeling van alle
weefsels in de hoef. Door goede beweging gaat oedeem sneller weg. Hoefabcessen komen minder vaak voor bij paarden die schoenen hebben. Laten
we ook niet vergeten dat beweging voor verbranding van suikers en dus
gewichtsverlies zorgt. Beweging verhoogt ook de gevoeligheid voor insuline.

Met hoefschoenen kun je sneller weer leuke, actieve dingen met je paard
doen. Het snelle herstel kan je helpen je motivatie op te krikken. Je paard
zal daar alleen maar van profiteren. Sommige paarden komen door schoenen eindelijk uit het cirkeltje van steeds hoefbevangen zijn, genezen en weer
bevangen raken. Het zal niet de eerste keer zijn dat een paard door hoefschoenen aan euthanasie ontkomt.

Het mooie van schoenen is ook dat ze na gebruik weer uitgedaan kunnen
worden. Hierdoor zijn de hoeven regelmatig en met korte intervallen te
bekappen. De hoefverzorger of hoefschoenpasser kan met allerlei inlegzooltjes zorgen voor de optimale bescherming van en schokdemping voor
de pijnlijke hoeven van je paard. Er kan in de zool van de schoen gesneden
en geraspt worden om het afwikkelpunt perfect te plaatsen.

WELKE HOEFSCHOENEN MOET HIJ HEBBEN?

De tijd dat je alleen maar kon kiezen uit twee merken en drie modellen
is gelukkig voorbij. Er bestaan veel soorten schoenen. Sommige merken
maken speciale therapeutische schoenen. Deze zijn niet gemaakt om op te
rijden maar zijn ideaal om de eerste periode van het herstel door te komen.
Andere schoenen zijn op allerlei manieren aan te passen. Er zijn schoenen
voor normaal of juist zeer intensief gebruik. Er bestaan peperdure schoenen
en relatief goedkope. Er is dus geen eenduidig antwoord op deze vraag te
geven. Een goede hoefverzorger of een gespecialiseerde hoefschoenpasser

kan je adviseren welke schoen het beste is voor jouw paard. Vraag ook naar de ervaringen van anderen. Er zijn facebookpagina's en websites die helemaal aan dit onderwerp gewijd zijn.

HOE VIND IK DE JUISTE MAAT HOEFSCHOENEN?

Niet-passende schoenen zijn lastig om aan te trekken, schuren de kroonrand, hoefballen en kootholte en gaan uit tijdens het rijden. Je koopt dus schoenen die goed passen. Voordat je dit kunt doen moet je de maat opnemen. Dit doe je op een correct bekapte hoef. De bekapping mag niet langer dan twee weken geleden gedaan zijn. De maten gaan uit van de lengte en de grootste breedte van de hoef. Bij de lengte gaat het om de afstand tussen de teen en de achterkant van de hiel. Meet dus niet tot aan de achterkant van de hoefballen. Het breedste deel van de hoef bevindt zich precies halverwege de hoef, tussen de punt van de straal aan de ene kant en het einde van de steunsels en de middelste straalgroeve aan de andere kant. Misschien kun je ook je hoefverzorger lief aankijken. Hij heeft ervaring met het opmeten van hoeven.

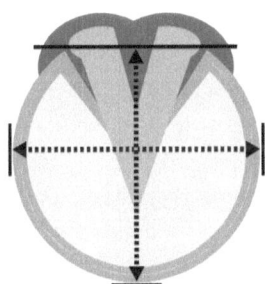

Maten hebben meestal wat overlap. Als de lengte en breedte van de hoeven van jouw paard in verschillende maten vallen, kun je het beste de grootste van de twee kiezen. Is het verschil meer dan een maat, kijk dan of een ander model of merk schoen wel een maat heeft die aansluit bij de hoeven van jouw paard. Er bestaan tegenwoordig zelfs hoefschoenpasconsulenten (scrabble woordwaarde: 52) die je kunnen helpen als je paard erg moeilijke voeten heeft. Laten we ze voor het gemak toch maar gewoon hoefschoenpassers noemen.

In het geval van hoefbevangenheid speelt nog mee dat de vorm van de hoef nogal kan veranderen. Hoefschoenen die aangemeten worden op het moment dat de witte lijn flink verbreed is, passen waarschijnlijk niet meer naarmate de hoef geneest. Goed nieuws dus voor je paard; minder goed voor je portemonnee. Dit mag geen belemmering zijn. Je kunt met tweede-hands schoenen de kosten aardig drukken. Let er wel op dat deze niet scheef afgesleten zijn.

KUNNEN HOEFSCHOENEN 24/7 AAN BLIJVEN?

Hoefschoenen zijn niet gemaakt om de klok rond gedragen te worden. Wil je dit toch proberen, zorg dan dat je kiest voor lichtgewicht schoenen. Ze moeten perfect passen en zeker niet schuren. Water moet makkelijk weg kunnen lopen. Bescherm de kroonrand en hoefballen eventueel met zelf-klevende bandage, sokken of een beetje vaseline.

Er bestaat tegenwoordig hoefbescherming die het midden houdt tussen hoefschoenen en plakbeslag. Het is als het ware een hoefschoen die geplakt wordt. Het nadeel is dat je de hoeven niet regelmatig kunt bekappen, het voordeel dat ze 24/7 bescherming bieden. Je hoefverzorger of hoefschoen-passer kan je hier meer over vertellen.

WAAROM ZIJN HOEFSCHOENEN ZO DUUR IN VERGELIJKING MET IJZERS?

Dat hoefschoenen duur zijn komt doordat het productieproces een stuk ingewikkelder is dan bij hoefijzers. Er worden verschillende materialen gebruikt en alles moet perfect op elkaar aansluiten. Hoefschoenen zijn weliswaar prijzig, maar toch voordeliger dan beslag. Hoefijzers slijten bij elke stap die je paard maakt; schoenen trek je uit na gebruik. Hierdoor gaan ze veel langer mee. Veel schoenen worden bovendien zo gemaakt dat je losse onderdelen kunt vervangen.

WAT VOOR SPECIAAL BESLAG BESTAAT ER ALLEMAAL? HELPT DAT?

Bij hoefbevangenheid wordt van oudsher gewerkt met therapeutisch hoef-beslag. De hoefsmid maakt gebruik van open-teen-ijzers, achterstevoren geplaatste ijzers, ijzers die moeten lijken op een onbeslagen hoef, eggbar- en heartbar-ijzers en ijzers die de hielhoogte of het afwikkelpunt van de hoef veranderen. We hebben eerder al gezegd dat dit beslag zich vaak richt op symptoombestrijding. Het klopt wel dat sommig hoefbeslag een positief effect kan hebben op één anatomisch onderdeel van de hoef of op een biomechanische functie van een weefsel. Dit betekent alleen niet dat alle nadelen van beslag dan opeens niet meer bestaan. Er kleven namelijk veel nadelen aan het gebruik van hoefbeslag. Het hoefmechanisme kan niet optimaal functioneren, terwijl dit zo belangrijk is bij de genezing van hoefbevangenheid. Een tweede groot probleem is dat alle kracht waarmee de hoeven op de grond komen via het hoefijzer op de lamellenverbinding wordt overgebracht. Die is nou juist beschadigd en niet in staat om deze kracht op te vangen (in een gezonde hoef trouwens ook niet). Dit noemen we perifere belasting.

We doen even een greep uit de lijst met nadelen van hoefbeslag:
- De hoefwand is tussen twee beslagbeurten niet bij te raspen.
  De hoefwand zal snel te lang worden en als een hefboom aan de zieke lamellenverbinding gaan trekken.
- De zool raakt de grond te weinig en kan daardoor niet goed uitharden, terwijl een stevige zool juist nog wat bescherming kan bieden aan het hoefbeen dat er van binnenuit tegenaan drukt.
- De zool van een beslagen hoef is minder flexibel waardoor de kans op zoolkneuzingen en -abcessen groter wordt.
- Een heartbar-ijzer geeft doorlopend druk op het straalkussen. Dit heeft juist afwisselend druk en drukverlichting nodig om in goede gezondheid te blijven.

- Een ijzer met verhoogde takken of wiggen om de spanning van de diepe buigpees te verminderen, verhoogt de druk op de punt van het hoef-been. De beschadigde lamellenverbinding in de voorzijde van de hoef komt onder grotere spanning te staan. Bovendien past de spierspan-ning van de diepe buigspier waar de pees aan vastzit zich gewoon aan, waardoor de kracht die hij via de pees op het hoefbeen uitoefent weer op het oude niveau komt. Een tijdelijke oplossing dus, die helaas vaak te lang wordt toegepast.
- Er is minder gevoel in de hoeven. Je paard voelt de grond niet waar hij op loopt. Hij struikelt vaker en glijdt af en toe uit. Dit is pijnlijk voor hem, waardoor hij minder zal gaan bewegen dan goed voor hem is.

Mocht je, ondanks deze nadelen, toch hoefbeslag willen gebruiken, kies dan kunststof boven ijzer en plakken boven nagelen.

IK VIND HET DOODENG OM DE IJZERS ONDER MIJN PAARD UIT TE HALEN. MOET IK DIT WEL DOEN?

Het voelt raar om de ijzers onder een paard vandaan te halen als hij hoef-bevangen is. Je denkt dat je het laatste restje bescherming weghaalt. Toch doe je er goed aan. Bedenk dat gevoeligheid die kan optreden, voortkomt uit het jarenlang beslagen geweest zijn in combinatie met de hoefbevan-genheid en niet uit het ontijzeren zelf. De doorbloeding is al die tijd slecht geweest en de kwaliteit van de weefsels in de hoef heeft hier stevig onder te lijden gehad. De zool en de straal zijn niet goed ontwikkeld en daardoor gevoelig. Is het paard te jong op de ijzers gezet, dan zijn het straalkussen en hoefkraakbeen slecht ontwikkeld. Nog maar eens het magische woord: hoefschoenen. Als jij pijnlijke voeten zou hebben, zou je dan liever schoenen met zachte, verende rubberen zolen aantrekken of rondklossen op metalen klompen? Voor je paard is dat niet anders. Voor de momenten dat hij zijn schoenen niet aanheeft, zorg je voor een zachte bodem. Je laat de ijzers er door een professionele hoefverzorger onder vandaan halen. Dit is ook degene die de hoeven nu gaat bekappen op een manier die zo snel mogelijk tot herstel leidt.

EN ALS MIJN PAARD NOU ECHT NIET ZONDER KAN?

Een paard waarvan gezegd wordt dat het echt niet zonder ijzers kan heeft meestal flinke hormonale problemen, enorme schade aan de weefsels van de interne voet of allebei. Beide problemen los je niet op met een stuk ijzer. In zo goed als alle andere gevallen heeft hij een eigenaar die niet de omstandigheden kan of wil bieden die nodig zijn voor goede, gezonde blote voeten. Jammer genoeg zoeken deze eigenaren zelden de schuld bij zichzelf. Als dan de hoefsmid ook nog eens zegt dat het paard beter af is met een metalen prothese, kan het paard wel fluiten naar genezing op blote voeten.

WAT IS KUNSTSTOF BESLAG? IS DAT BETER DAN HOEFIJZERS, BLOTE VOETEN OF HOEFSCHOENEN?

De volgorde van wat goed is voor de hoeven van je paard is: blootsvoets, schoenen, kunststof beslag, hoefijzers. Kunststof beslag kan helemaal van kunststof zijn of een metalen kern hebben. De eerste variant is dan beter dan de tweede. Als het geplakt wordt, is het beter dan wanneer het genageld wordt. Kunststof beslag kent een aantal van de nadelen die ijzers ook hebben, al is dat soms in mindere mate het geval. Een paar van deze nadelen gelden trouwens ook voor hoefschoenen. Zo is er de traagheidskracht (wat je ook voelt als je in een auto zit die opeens scherp de bocht omgaat) die inwerkt op botten, gewrichten en haarvaten. Waarbij we wel moeten zeggen dat het paard in de herstelperiode waarschijnlijk alleen in stap loopt. Met die traagheidskracht zal het dan meevallen. Er treedt perifere belasting op, zoals genoemd op pagina 127. Met kunststof beslag voelt je paard de grond niet goed en kan daardoor vaker struikelen. Regelmatig raspen van de hoef om de teen kort en de hielen laag te houden, kun je ook wel vergeten. Beslag, ongeacht van welk materiaal, vergroot de lengte van de teen en daarmee de hefboomwerking op de pijnlijke lamellenverbinding. Verder is het nogal een gehannes voor de hoefverzorger om plakbeslag aan te brengen. De hoef moet brandschoon, kurkdroog en niet te koud zijn. Maar dat is het probleem van de hoefverzorger, zullen we maar zeggen.

IK HEB FOTO'S VAN DE HOEVEN VAN MIJN PAARD OP FACEBOOK GEZET. NU KRIJG IK TEGENSTRIJDIGE ADVIEZEN. WAT MOET IK HIERMEE?

Lees voor de zekerheid nog even het antwoord op de vraag 'Wie moet ik geloven?' op pagina 86. Tegenstrijdige adviezen worden zo goed als altijd met de beste bedoelingen gegeven. Het punt is dat je niet af moet gaan op een advies op basis van twee of drie foto's die je genomen hebt met je telefoon. Om te beginnen is het niet eenvoudig om foto's van hoeven te maken die een goed beeld geven van hoe het ervoor staat met de hoef. Wat er op een foto scheef uitziet kan in het echt kaarsrecht zijn en andersom. Verder is het lastig om echt alle informatie te geven die nodig is voor een degelijk advies. De web-experts buitelen onder je bericht over elkaar heen met vragen en vooral opmerkingen en jij hebt nauwelijks de tijd om overal antwoord op te geven. Dit weerhoudt bijna niemand ervan om toch een oordeel te vellen. Tussen de adviesgevers zitten mensen met jarenlange ervaring en mensen die nauwelijks van de hoed en de rand weten. Je weet alleen niet wie wie is. Niemand ziet het paard in levenden lijve of heeft de kans om de hoef vast te houden en te bestuderen.

Natuurlijk zien twee mensen meer dan één. Misschien dat de adviezen je helpen om anders te kijken naar de hoef. Dat is goed. Maar heb je vragen of twijfels over de hoeven van je paard, bespreek die dan in de eerste plaats met je hoefverzorger of met een van zijn collega's. Zelf een cursus volgen is ook een goed plan. Je leert veel over hoe hoeven zouden moeten zijn en hoe bekappen in zijn werk gaat. Dat maakt overleggen met je hoefverzorger makkelijker en je kunt bij de faceboekadviezen makkelijker het kaf van het koren scheiden.

EN IKZELF?

HOE COMMUNICEER IK MET DE DIERENARTS EN DE HOEFVERZORGER?

Hier is een cliché: de dierenarts heeft een hoge status. Zijn woord is wet. Hij heeft jaren geleerd en heeft honderden hoefbevangen paarden genezen. Op jouw mening zit hij daarom niet te wachten. Nog zo'n dooddoener: de hoefverzorger is een norse kerel die je niet kwader kunt krijgen dan door hem te vertellen hoe hij zijn werk moet doen. De werkelijkheid is dat deze types wel bestaan, maar hopelijk niet in de buurt van jouw paard. Goede dierenartsen en hoefverzorgers luisteren namelijk aandachtig naar hun klanten. Jij ziet je paard elke dag, kent zijn eigenaardigheden en zijn gebruikelijke gedrag en afwijkingen daarin. Jij ziet dingen die zij niet zien.

Dan nu het antwoord op de vraag. Ga in gesprek. Doe dit persoonlijk of telefonisch. Geschreven communicatie kan gemakkelijk verkeerd gelezen worden en je kunt niets toelichten of bijsturen. Wees duidelijk, maar ook vriendelijk en respectvol in je communicatie. Bereid het gesprek voor. Schrijf je vragen van tevoren op. Vertel wat je verwachtingen zijn en vraag of die haalbaar zijn. Luister goed naar de antwoorden en schrijf ook die op. Begrijp je het antwoord niet, zeg dat dan. Verval niet in 'ja maar'. Beter zeg je: "U vertelt dat het een stuk beter gaat met mijn paard, maar ik zie die verbetering niet. Zien we allebei misschien iets over het hoofd?" Vergeet ook niet dat jullie vanuit een heel ander punt naar je paard kijken. Hij heeft een professionele kijk, terwijl jij een sterke emotionele band hebt met je paard. Het kan geen kwaad elkaar daar af en toe aan te helpen herinneren. Geef ook aan wanneer je te veel informatie krijgt. Het kost tijd om nieuwe informatie te verwerken. Vakmensen vergeten dat soms. Vat het gesprek aan het eind samen door bijvoorbeeld te zeggen: "Dus als ik het goed heb begrepen zitten we op de goede weg. Ik moet alleen wel meer aandacht schenken aan hoe ik mijn paard beweging geef". Zo geef je de andere partij de kans om te controleren of zijn boodschap goed is overgekomen.

MIJN DIERENARTS EN MIJN HOEFVERZORGER ZIJN HET ONEENS. WAT MOET IK DOEN?

Het antwoord op deze vraag sluit aan op het vorige. Je zult in gesprek moeten gaan, alleen nu met twee mensen. Misschien zijn ze het onderling meer eens dan jij in eerste instantie denkt. Door te praten kom je daar achter. Leg aan allebei voor hoe de ander erover denkt en vraag om een reactie. Nog veel beter is als ze met elkaar overleggen. Het liefst met jou erbij. Het kan zijn dat zij verschillende ideeën hebben over wat jouw verwachtingen zijn. Als je ze samen spreekt kun je een en ander toelichten. Het is natuurlijk ook goed mogelijk dat ze lijnrecht tegenover elkaar staan. De een zweert bij therapeutisch beslag met siliconen zooltjes; de ander ziet ze er liever vandaag dan morgen nog onder vandaan gaan. Nu begint het op een onwerkbare situatie te lijken, maar het kan nog goed komen. Als je hebt besloten welke benadering het meest overeenkomt met wat jij wilt, kun je het volgende doen. Vraag de ander of hij mogelijkheden ziet en bereid is de behandeling voort te zetten, met de door jou gekozen oplossing. Misschien heeft deze oplossing niet zijn voorkeur, maar wil hij nog wel verder. Als dat niet het geval is, zit er maar één ding op: vriendelijk bedanken voor de geboden diensten tot nu toe en gauw op zoek naar iemand om je behandelteam weer compleet te maken. Leg de nieuwe behandelaar uit wat er gebeurd is en vraag van tevoren of hij zich kan vinden in de weg die je bent ingeslagen. Zo voorkom je nieuwe teleurstellingen en vertraging in het genezingsproces.

IK HEB MIJN TWIJFELS BIJ HET WERK VAN MIJN HOEFVERZORGER. WAT MOET IK DOEN?

Het wordt bijna saai om het nog eens te zeggen, maar je moet je twijfels met hem bespreken. Misschien heeft hij een goede reden om anders te bekappen dan dat jij verwacht. Zorg wel dat je weet waar je over praat. Het antwoord op de vraag 'Hoe wordt een bevangen hoef bekapt?' op pagina 116 is een goed startpunt, maar niet meer dan dat.

Wees concreet en persoonlijk in je communicatie. Je maakt geen vrienden als je zegt: "Op Facebook zeggen ze dat u te veel van de straal afhaalt". Leg hem je twijfels in vraagvorm voor. Vraag bijvoorbeeld: "Ik zie dat u de straal kort snijdt. Mag ik vragen waarom dat is? Ik kan me namelijk voorstellen dat mijn paard juist een flinke straal nodig heeft nu zijn voeten zo gevoelig zijn". Dit klinkt minder aanvallend. Luister goed naar het antwoord en kijk of het logisch klinkt voor jou. In dit voorbeeld kan het zijn dat hij de straalgroeven aan de achterkant openlegt, zodat het vuil weg kan uit de groeven. Dit ziet er ingrijpend uit, maar dat is het niet. Bovendien is het nodig.

Stel gerust een volgende vraag. Kijk wel uit dat je niet gaat zitten doorzagen. Als je bijna zou zeggen: "En toch vind ik de straal veel te kort", dan moet je misschien eens overleggen met een andere hoefverzorger. Dit kan ook het moment zijn dat je je twijfels wel met anderen gaat delen. Vertel je hoefverzorger dat je dit gaat doen. Zeg hem dat je foto's van de hoeven neemt om die in een facebookgroep of aan een andere hoefverzorger te laten zien. Stel hem ook gerust dat je zijn naam er niet bij zult noemen. Het is verleidelijk om dat te doen, maar op dit moment niet belangrijk.

Ben je wel tevreden, dan kun je hem dat ook zeggen. Zelfs de allergrootste, knorrigste hoefverzorger hoort graag dat zijn klanten blij met hem zijn. Je zult zien dat hij dan net een stapje harder gaat lopen voor jou en je paard. Echt waar.

IK HEB MIJN TWIJFELS BIJ WAT MIJN DIERENARTS ZEGT. WAT MOET IK DOEN?

Het is met de dierenarts niet anders dan met de hoefsmid. Het verschil is dat – uitzonderingen daargelaten – dierenartsen hoger opgeleid zijn, minder tijd vrij kunnen maken voor een klant en minder gewend zijn aan mondige klanten dan hoefverzorgers. Niets van aantrekken, gewoon dezelfde methode toepassen. Jij bent de klant en het gaat om de gezondheid van jouw paard. Voel je je niet op je gemak om je twijfels uit te spreken, vraag dan of er iemand anders bij kan zijn als je dit gaat doen. Geloof het of niet, maar sommige dierenartsen praten anders in de aanwezigheid van de pensionhouder die ze al 20 jaar kennen, dan ten overstaan van een 16-jarig meisje met haar hoefbevangen shetlander.

HOE KIJK IK OBJECTIEF NAAR HOE HET MET MIJN PAARD GAAT?

Neutraal naar je paard kijken is bijna onmogelijk. Jullie emotionele band staat in de weg en je wilt erg graag dat het beter met hem gaat. Toch is het belangrijk dat je leert objectief te kijken. Schommelingen in zijn toestand, die altijd optreden, zullen je dan niet gelijk de hoop ontnemen. Meten is weten, zeggen we. De halsomvang is te meten en te noteren (zie p. 52), net zoals koorts en de polsslag. Zijn gewicht kun je wekelijks schatten (p. 63) en opschrijven. Zet dit soort gegevens in een tabel en je ziet al snel welke kant het opgaat. Als je handig bent met Excel kun grafiekjes tevoorschijn toveren die je inzicht geven.

Kreupelheid is voor jou als leek lastiger vast te stellen. Wat je kunt doen is dagelijks op een schaal van 1 tot 10 een kreupelheidsscore geven. Zelfs als je het te positief of te negatief inschat, zie je wel hoe de grote lijn verloopt. Vraag iemand anders om dit ook voor je te doen. Bij voorkeur is dat iemand die jouw paard nauwelijks kent. Je hoefverzorger wil je vast ook graag bij elke bekapping vertellen wat hij ziet en of hij vindt dat het vooruitgaat of niet. Dit kun je ook in een soort logboekje bijhouden. Heeft je paard een keer een terugval, dan kun je het beter in het grote geheel zien als je hoefverzorger daarvoor en daarna zei dat het goed gaat.

Maak duidelijke foto's van de hoeven van je paard, van voor, opzij, achter en van onderen. Sla ze op in een map op je computer en maak submapjes met de datum waarop je de foto's hebt gemaakt. Als jij na een half jaar bekappen vindt dat de hoeven voor geen meter vooruitgaan, kan het een grote verrassing zijn als je de foto's van een half jaar geleden erbij pakt.

Een uitgebreide vragenlijst die je samen met je hoefverzorger of je dierenarts in kunt vullen om zo veel mogelijk informatie over je hoefbevangen paard in kaart te brengen kun je hier gratis downloaden:

hoefbevangen.info/product/vragenlijst-hoefbevangenheid/

IK WIL ZO GRAAG IETS DOEN VOOR MIJN PAARD, MAAR WAT?

Dat je dit boek nu bijna uit hebt, geeft aan dat je inderdaad erg gemotiveerd
bent om je paard te helpen. Je doet al wat je kunt om de oorzaken aan
te pakken. Je geeft veel aandacht aan voeding, huisvesting, beweging en
hoefverzorging. Je hebt waarschijnlijk deskundigen gevonden die je hiermee
kunnen helpen. Jij moet nu hun bemoeienissen met jouw paard begeleiden.
Kijk goed uit voor het verschijnsel 'twee kapiteins op één schip'. Als verschillende behandelaars van je paard je tegenstrijdige adviezen geven, zal
dat de genezing zeker niet sneller laten gaan. Het is jóuw paard, jíj bepaalt
wat er gebeurt. Zorg dat iedereen die zich met de genezing van jouw paard
bemoeit op één lijn zit. Stel kritische vragen. Maak duidelijke communicatie-
afspraken en stel doelen. Zorg dat iedereen weet wat de verwachtingen zijn.
Pijnvrij oud worden is wat anders dan weer Z-dressuur gaan lopen.

Let ook goed op dat je zelf niet verstart. Probeer de omstandigheden en de
behandeling voor je paard te verbeteren. Observeer goed om te zien wat het
resultaat is. Pas zo nodig je gekozen strategie aan.

WAAR VIND IK STEUN?

De zorg voor een hoefbevangen paard is tijdrovend, duur en emotioneel
zwaar. Zelfs als je de tijd en de financiële middelen hebt om de juiste zorg te
bieden, blijft de emotionele kant van het verhaal nog steeds iets waar je wat
mee aan moet. Het is moeilijk om je paard pijn te zien lijden. Het gehoopte
herstel kan lang op zich laat wachten of helemaal niet komen. Je pension-
maatjes gaan elke dag lekker uit rijden, terwijl jij hooi staat te weken en al
blij bent als je paard een paar voorzichtige stapjes op hoefschoenen doet.
De mensen in je directe omgeving snappen hier soms niets van. Zij zien niet
wat het voor jou betekent en maken misschien zelfs pijnlijke opmerkingen
als: "Joh, het is maar een paard. Ik zou hem naar de slager brengen". Voor
jou en daarmee voor je paard is het heel belangrijk dat jij je goed en sterk
voelt in deze moeilijke periode.

De oplossing is simpel: zoek mensen op die je wel begrijpen. Dit kunnen andere paardeneigenaren zijn die hetzelfde aan de hand hebben gehad. Mensen die er niet zelf mee te maken hebben gehad, kunnen je toch enorm tot steun zijn. Zij hebben hun paard met een andere ziekte zien worstelen, of hun hond, hun kat of desnoods hun goudvis. Op Facebook zijn veel paardengroepen te vinden. Er zijn grote groepen met een algemene insteek, kleinere groepen specifiek voor bepaalde rassen en ook speciale groepen over hoefbevangenheid of PPID. Hier vind je zonder twijfel lotgenoten die je graag een hart onder de riem steken. Hou vol!

WAAR VIND IK MEER INFORMATIE OVER HOEFBEVANGENHEID?

In de facebookgroepen waar we het in het vorige antwoord over hadden kun je veel informatie krijgen. Lees nog wel even pagina 86 een keertje door voordat je je daaraan waagt.

Heb je echt nog enorme honger naar kennis over hoefbevangenheid, bestel dan het boek 'Hoefbevangenheid : begrijpen, genezen, voorkomen'. 334 pagina's, full-colour, met alle details en nieuwste wetenschappelijke inzichten. Je bestelt het hier: hoefbevangen.info/bestellen/

Met regelmaat verschijnen er nieuwe artikelen op hoefbevangen.info en facebook.com/remcosikkel. Je kunt me ook volgen op instagram.com/remco_sikkel.

hoefbevangen.info	facebook.com /remcosikkel	instagram.com /remco_sikkel